JN142456

「進化」する身体

筋ジストロフィー病棟における語りの現象学

石田絵美子
Emiko Ishida

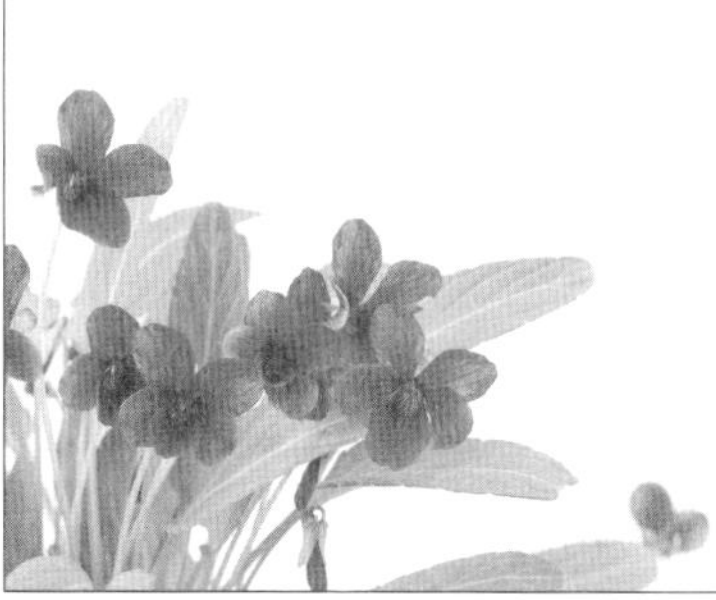

ナカニシヤ出版

はじめに

「進化しました！」と胃瘻《いろう》の手術を終えたA君は、久しぶりに四人部屋の彼の病室を訪れて、心配そうに声をかけた私をこのような第一声で迎えてくれた。A君は、デュシェンヌ型筋ジストロフィーを抱え、筋ジストロフィー病棟に入院して約五年になる二〇代前半の青年患者である。筋ジストロフィーとは、遺伝子の変異で進行性の筋力低下を示す筋原性疾患であり、治療法はいまだ解明には至っていない。すなわち、A君が胃瘻の手術を受けたことは、着実に彼の病気が進行していることを意味する。そのために、私は、胃瘻を造ったことに対して気落ちしているだろうA君に、どのような声かけをしたらいいのかととまどいながら彼の病室を訪れると、前述したようにA君からの思いもかけない元気な第一声が返ってきて、たいへん驚かされた。

このA君の入院している筋ジストロフィー病棟とは、一九六〇年代に患者数が減少し空床となった結核病棟の後に開設された、筋ジストロフィーの治療を専門に扱う病棟であり、全国二七か所に設立された（福永 一九九六）。筋ジストロフィー病棟では、一度入院すると、進行性、遺伝性の疾患ゆえに、同じ病気の兄弟や仲間たちと生涯にわたってこの専門病棟で暮らす患者も多い。従来、筋ジストロフィー病棟は、進行性の疾患を抱えた患者たちが、自らの機能低下や同じ病気の仲間を見送る経験を繰り返す「喪失の連鎖」のなか、不安や葛藤を抱えながら生涯を過ごす場と捉えられてきた（伊藤 二〇〇八）。しかし近年、人工呼吸器の進歩や合併症の管理などにより延命が可能となり、患者たちのなかでも手動車いすから電動車いす、そして人工呼吸器装着の後、長期にわたって一日の多くの時間を臥床する生活へと移行して暮らしている人びとが増えつつある。実際にA君も、入院後、急性腎不全や気胸を繰り返し、調査前年より二四時間、気管切開をしないで鼻マスクを使用して行う非侵襲的人工呼吸器（Non Invasive Positive Pressure Ventilation：NIPPV）を装着して、ベッド上の生活を送っていた。そのような彼らはいかに日常を生き、暮らしているのだろうか。私の想像をはるかに超えた病いを抱え、入院生活を送っている患者たちとその日常に注目して記述したのが本書である。

私が、筋ジストロフィー患者たちに出会ったのは、総合病院の精神科病棟勤務後に移った国立病院機構の小児神経内科外来の担当になったときである。そこでは、重度心身障害児やてんかん、発達障害など、一般の病院ではなかなか会うことのないさまざまな疾患を抱えた患者たちが、次々に受診や定期検診にやってきた。それまでほとんどかかわりのなかった彼らを前に、病名を調べたり、同じ外来の看護師仲間に教えてもらったりしながら処置や検診をこなしていた。そのなかに、本書で注目する筋ジストロフィー患者たちの姿もあった。

本人は二〇数キロの体重しかないのに、一〇〇キロ近くある電動車いすに乗り、母親と共に定期検診にくる二〇代の青年患者がいた。彼の血圧測定の際に、初めは年齢に見合った成人用のマンシェットを用意していたが、差し出されたほとんど筋肉のない細い腕には小児用のマンシェットを使用しなければならないとわかり、慌てて交換したこともあった。また、毎回の体重測定では、育ちざかりにもかかわらず、体重が減少してがっかりする男子中学生の患者にかける言葉が思いつかず、ただただ傍らにいるしかなかったこともあった。他方で受診が終わり、外来で支払いを待つ間に、母親に買ってもらったアイスクリームをほおばっている姿を目にして、深刻な病いを抱えながらも、あどけない中学生の素顔に触れて、少しホッとした気持ちになったこともあった。

彼らの抱える筋ジストロフィーとは、前述したように根治療法が未解明の進行性の筋疾患である。私たちは一般的に、息をすることをはじめ、食べる、歩いて動くことを当たり前のように享受するなかで、学校に行き友と学ぶ、社会に出て働く、また、愛する人に出会い結婚したり、子どもを授かりその子の成長を楽しみにしたり、親の老後を看取ったり、自らの老いを迎えたりするというような人生を送るが、彼らは、身長や体重が増えてくるはずの成長期から、歩けなくなる、動けなくなる、食べられなくなる、呼吸もしづらくなる、さらには、同じ病気の兄弟や仲間を失うなどといった「喪失の連鎖」である。

さらに、彼らの専門病棟は、当時私の勤務していた国立病院をはじめ全国にあり、在宅での生活が困難になった患者たちの多くは、このような深刻な疾患を抱えながらも親元を離れ、一度入院すると、同じ病気の兄弟や仲間と共に、生涯にわたって入院生活を送ることとなる。このことは、当時私の担当する外来に通院していた子どもたちも、病いが進行して親が在宅で診ることが困難になった時点で入院する可能性をはらんでいた。さらに、病院での長期間の入院生活は、学生の頃より私が関心をもってきた精神科病院の長期入院患者たちの生活と重なり、興味をかきたてられた。

また、この病気（デュシェンヌ型）は、母親の遺伝子から多くは男子にのみ遺伝するという[1]。母親自身は発症せず、しかし自分の遺伝子によってわが子に発症すること自体も、わが子が自分と同じ遺伝性の病気を抱えることとはまた異なる苦悩が母親にはあるだろうと、外来に子どもたちとやってくる私と同世代の母親たちの姿を思い浮かべながら考えたりした。

当時、同じ外来に勤務していた看護師の多くも筋ジストロフィー病棟に勤務経験があったが、皆が口を揃えて、筋ジストロフィー患者たちとのかかわりはとても難しいと言っていた。深刻な疾患を抱え、家族のもとを離れて入院生活を余儀なくされるなか、最も身近な存在であるはずの看護師との関係にも困難を抱えている患者たちは、いかにして自らの入院生活を成り立たせているのだろうか。

❖筋ジストロフィー病棟における語りにどう迫るか

先述したような疑問や関心が次々と沸き起こってくるなかで、筋ジストロフィー患者たちや彼らの暮らす病棟の生活について探究したいと考えた。筋ジストロフィーに関する研究は、病態生理学と遺伝子メカニズムに関する研究が主流である（Nätterlund et al. 2001）。日本における筋ジストロフィーの体系的研究もまた、医学的研究を中心に、根治療法の解明と延命治療の開発を第一の目的として多職種で取り組まれてきた。

筋ジストロフィー病棟の患者たちの療養生活に関する研究については、おもに、医療者側の視点に基づき、進行性の筋疾患を抱える患者たちをいかに支援するかという視点から、患者たちの生活援助（厚生省神経疾患委託研究進行性筋ジストロフィー症療護研究班看護研究部会 一九八四、菅原 一九九三）に始まり、近年では入院生活の長期化に伴い、患者の生きがいやＱＯＬ（quality of life）に関する研究（川井二〇〇五、桐生ほか二〇一〇、小長谷二〇〇六）が実施されてきた。実際の病棟の中でも、高校を卒業した若者たちが、病棟での長い時間をいかに過ごしていくかについて、模索している姿があった。また、自らの身体機能や仲間の「喪失」を繰り返す、彼らの不安や葛藤に関する心理学研究（奥村一九九七、鈴木一九九五、辻野二〇〇五）も早くから取り組まれてきた。実際に、ある患者の「いろんなことができきん、できなくなることを何十回、何百回と受け入れてきた。受け入れるのは当たり前になった」という、想像もできないような彼らの苦悩に関する語りに、返す言葉もなく、ただひたすら黙って彼らの話に耳を傾けるしかできないこともあった。

調査において、そのような彼らの葛藤やとまどいの姿、それらについての語りに遭遇する一方で、必ずしも不安や葛藤などのネガティブな側面だけではない、患者たちの豊かな世界や積極的な姿勢も見出されてきた（山本ほか二〇〇八、Bach et al. 1991, Boström & Ahlström 2004, Gibson et al. 2007）。実際に、冒頭で紹介した胃瘻の手術を受けたA君の「進化しました！」という発言からも推察される通り、決してそこだけに留まっていない、彼らの前向きで力強い姿勢にもたびたび出会った。たとえば、ある六〇代の女性患者は、久しぶりに会った際に、今から電動車いすの試乗をすると教えてくれた。車いす上の上体が斜めに大きく傾いたその姿を見て、もう手動車いすを動かせないほどに病気が進行したのかと、彼女にかける言葉も見当たらなかった。そのとき、彼女はうれしそうに「私、

［1］デュシェンヌ型筋ジストロフィーは、X連鎖（性染色体）劣性遺伝をとるため、通常男児のみ発症する。女性は保因者となり、男児をもうけたときに1／2の確率で発症する〈http://www.niigata-nh.go.jp/old/sinnai/dmd/iroiro.htm（最終アクセス日：二〇一八年一二月三〇日）〉。

一〇年前は運転していたのよ！」と、電動車いすの運転を楽しみにしていることを教えてくれた。また、本書に登場するEさんは、同じ病気で自分より進行の早い弟が、患者たちの間で最もダメージが大きいといわれている気管切開の手術後に、「改造したぞー（笑顔マーク）」というメールをくれたことに対して、「確かに、胃瘻して気管切開して機械で生きているから、立派な改造人間だな。さすが我が弟」と感心したエピソードとともに、どんな苦境でも笑いを取り入れていくのが、自分たち兄弟の約束だったと教えてくれた。彼らは、身体機能の低下にありながらも、その状況のなかで新たな楽しみを見出し、精いっぱい生きようとしていた。このような彼らの言動に遭遇するたびに驚かされ、家に帰っても、そのことについて考えを巡らすこともたびたびあった。

こうした実際の病棟での日々の生活のなかで具体的に生きられる彼らの姿は、医学的視点からみた患者の問題に焦点化したり、不安や葛藤を抱えた患者たちという一般的な枠組みだけでは説明することはできない。そうした焦点化や一般化は、彼らの生活経験を理解しようとする者の見方を固定させたり、歪めてしまうであろう。またその経験には、個人として生きてきたうえに今の生活があり、そして未来へと向かっているという、あるまとまりをもった文脈があり、QOL評価項目のようにある枠組みを用いたり、心の状態や経験の一側面を取り出しただけでは十分に捉えられないと考える。それは、病棟という実践的な場面で、「身体の生き生きしたはたらき」（鷲田二〇一一）を捉えることが要請されると考えられる。そこで、本書では、フッサールの「事象そのものへ立ち帰ること」に基づき、科学が構築する客観的世界ではなく、直接経験されるあるがままの生きられた世界を捉えることの重要性を主張する現象学の思想が手がかりになると考えた。

私が現象学という言葉に初めて出会ったのは、学士編入をした看護系大学の図書館で、卒業研究のために学位論文をみていたときだった。そのなかで、テーマにひかれて手にした学位論文のいくつかに、現象学の思想が用いられていて、いつか現象学を用いた研究をしてみたいと強く思った。しかし、実際に、筋ジストロフィー病棟の患者たちをテーマにした研究を始めるにあたっては、当時はまだ現象学的看護研究が少なかったこともあり、とくに方法論も明確に提示されていない現象学を用いて研究をしていくことが、自分にできるのだろうかという迷いもあった。そのようななか、現象学を手がかりにした研究を精力的に行っていた西村先生にご指導をいただくことになった。そして、西村先生に助言をいただきながら、興味のある箇所から少しずつ読み進めていたメルロ=ポンティ（一九六七：四九六）の著書のなかの「私は私自身にとっては、［…略…］〈せむし《（原文ママ）》〉でもなければ〈官吏〉でもない。人はしばしば、不具者や病人が己に耐えうることに驚嘆する。それは、彼らが彼ら自身にとっては不具でもなければ死にかけているわけでもないからなのである［…略…］」という文章に目がとまった。そのときに、外来に通院する若い筋ジストロフィーの患者たちの姿が思い浮かび、書かれている文章のなかの「不具者や病人」と患者たちの姿が重なり合った。すなわち、患者たちは重い疾患を抱えていながらも、他方で、「彼ら自身にとっては不具でもなければ死にかけているわけでもない」と考えると、毎月たんたんと定期検診に来て、学校で受けたテストの点数を報告してくれたりしながら元気な姿を見せてくれる彼らの様子にとても納得させられ、この研究を現象学を軸にして進めていこうと決心するきっかけになった。本書では、その現象学の思想のなかでも、科学に先立って目の前の事象を「その生まれいづる状態において」、すなわち、この「生き生きとしたはたらき」を捉えることの重要性を主張するメルロ゠ポンティの身体論の思想を手がかりに、筋ジストロフィー病棟の患者たちの経験を記述することを目指している。

メルロ゠ポンティ（一九六七：三）は、「私が世界について知っている一切のことは、たとえそれが科学によって知られたものであっても、まずは私の視界から、つまり世界経験から出発して私はそれを知る［…略…］」と指摘している。すなわち、メルロ゠ポンティは、経験のいわば「当事者性」を強調している。そうであれば、本研究において探究しようとしている「筋ジストロフィー病棟に暮らす患者たちの経験」は、医療者の視点や与えられた枠組みによって分析するのではなく、まずその当事者である彼らの「視界」から探究される必要があると考える。

また、この患者たちの「視界」から出発して「世界経験」を知る原現象を「知覚」とするなら、その「知覚上の〈或る物〉はいつも他のただ中にあって、いつもひとつの〈領野〉の一部分となっている」（メルロ゠ポンティ 一九六七：三〇）のである。つまり、知覚経験は「いつも他のただ中にあって」、「ひとつの〈領野〉」から浮かび上がるのであるから、療養生活の経験の不安や葛藤のみに焦点をあてるのではなく、「他のただ中」としての生活経験を幅広く射程に入れて、生活上の出来事としての経験が一人ひとりの患者の文脈のなかでいかに意味づけられるのかを丁寧に探究することが必要であると思われる。

本書第二部の成人病棟の患者たちの経験に際しては、このような当事者である患者たちの視点から、彼らの経験を幅広い文脈とともに記述していくことを試みた。このような視点に加えて、第一部の小児病棟の患者たちの経験に関しては、さらに、以下の「身体論」にも注目して、記述していった。

メルロ＝ポンティは、この生きられた知覚経験の主体を「身体」とする。ここでの「身体」は精神と物体という二元論で意味するところの物体としての身体ではなく、「世界へと身を挺している主体」、すなわち、その客体―物体であるのに先立って、われわれがそれを生き、それでもって世界に立ち向かっているわれわれの「現象的身体」である（木田 二〇〇八：一四六）。そして、その現象学的身体は、対象というあり方とはまったく違った存在次元を示すという。その次元は、「もろもろの観念や事実が生まれ出てくる原初的地層（前人称的意識層）」であり、また、「事実そのものへ立ち帰る」ことは、認識がいつもそれについて語っているところの認識以前の世界、すなわち、この生きられ知覚された目の前の「原初的地層」に立ち戻ることであるという。そして、この「原初的地層」にすでにある真理を実現、または創設するために、その事象を「その生まれいずる状態において」捉えることの重要性を主張した。よって、この「原初的地層」へと立ち戻ることによって、医学的、一般的見方では捉えきれない患者たちの生活経験を提示することができると考えられるのである。そこで、本書においては、筋ジストロフィー病棟という世界へと「身を挺している主体」として患者たちを捉え、その身体を媒介として事物へ向かっていこうとする彼らの経験を記述する。

❖調査について

本書で紹介する筋ジストロフィー患者たちが入院する病棟は、全体で三〇〇床を抱える国立病院機構の中にある。この筋ジストロフィー病棟は、二〇〇六年の障害者自立支援法[2]の施行に伴い、療養介護指定を受ける療養介護病棟へと改変された経緯があるが、本書では、長期にわたって筋ジストロフィー病棟と呼ばれる場所で暮らしてきた患者に注目するため、改変前の名称を用いることとする。全国に二七ある国立病院機構の筋ジストロフィー病棟は、結核患者用に建てられた結核病棟を患者数の減少に伴い利用していったために、交通の不便な場所に建てられていることが多かったという。しかし、本書で紹介する患者たちの入院していた病院は、比較的交通の便がよい街中にあるため、電動車いすで動き回れる患者たちの中には、気軽に街中に出かけることができるという点に惹かれて他県から入院してくる人たちもいた。実際に、調査当時三〇代以降の患者たちは、一〇代から二〇代の頃、今ほど病院の外出規制が厳しくない自由な時代に、電動車いすで、よく病院の外へ皆で連なって出かけていたという。

患者たちが入院する病院は、国立療養所として発足し、その後、国が担うべき政策医療のうち神経・筋疾患などの専門医療施設として認められた。また、二〇〇四年四月の国立病院・療養所の独立行政法人化に伴って、従来の政策医療と地域医療の拠点を目指してあらたに国立病院機構としてスタートした。現在では、全体で三〇〇床あるうちの慢性期障害者病棟では、重症心身障害児（者）、筋ジストロフィー、神経難病などの長期療養が必要な患者の生活の場として、医療と福祉の両面から支えていくことが目指されている。本書では、筋ジストロフィー児童と重症心身障害児の混合病棟である小児病棟と、進行性筋萎縮症者、ＡＬＳ（筋萎縮性側策硬化症）などの気管切開を伴う人工呼吸器による呼吸管理を行っている患者を対象とする成人病棟のそれぞれに入院する筋ジストロフィー患者たちとその入院生活を紹介していきたい[3]。

調査を始める前に、フィールドとなる筋ジストロフィー病棟の現状を理解するために、各病棟にボランティアとして約一年間ずつ通うことにした。その際には、臥床している患者のベッドサイドや、車いすで動くことのできる患者たちが日中過ごす作業室で話をしたり、文化祭やクリスマス会などの病棟の行事に参加したりした。この期間に、患者たちや見舞いに来る家族、スタッフとも顔なじみとなり、その後の調査へとスムーズに入ることができた。

本書において、筋ジストロフィー病棟の患者たちの経験を記述するために、フィールド調査とインタビュー法を用いて調査を行った[4]。

現象学的研究におけるフィールドワークについて、西村・前田（二〇一一）は「同じ志向を生き、その志向を他者の表現を通すことで私の経験でもあったと自覚させられる、その再帰的な経験が、事

［2］障害者自立支援法は、二〇〇六（平成一八）年四月より施行され、この法によって、筋ジストロフィー病棟をもつ独立行政法人国立病院機構は、療養介護事業へ移行した。それに伴い、従来の措置委託入院から利用契約による入院となり、利用者自己負担の施設徴収が発生するなど、病院および利用者にとって大きな変化が生じることとなった。

［3］本研究では、小児発症型で進行も早いデュシェンヌ型患者を中心とした、患者層が比較的若い病棟を小児病棟、小児から成人期にかけて発症し、進行も比較的緩慢で、壮年期から高齢期の患者たちが多く入院する病棟を成人病棟という名称に分けて、調査を行った。

［4］実際の調査においては、すでに一―三年以上入院していて、筋ジストロフィー病棟の生活にある程度馴染んでいると推察される患者たちに調査への参加協力を依頼した。小児病棟の調査では九名の患者たちから、成人病棟の調査では五名の患者たちから、研究参加者としての同意を得た。また、患者以外にも、看護師三名、指導員、作業療法士（occupational therapist：OT）一名、母親四名からの研究参加の同意を得た。第一部および第三部の小児病棟での調査期間は、一年間であった。第二部の成人病棟での調査期間は、約二か月間弱であった。

象に埋め込まれた手掛かりに気づく構造となっている」と言及している。つまり研究する者が探究する世界のなかにおもむき、そこで他者と共に過ごすことによって、その他者と同じ志向性を分かち持つことになる。そこでの経験はまだ自覚されない次元のものであるが、それが他者によって表現された際には、研究者自らの経験でもあったことが自覚され、そのような経験を通じて、探究する世界の構造に気づくことができるという。よって、本書において、研究者である私も、患者たちの生活している世界の一員として存在するために、患者たちと話したり、介助やリハビリの様子を観察したりすることに加えて、可能な範囲で、彼らの生活や介助の手伝いに参加するよう心がけた。

このフィールド調査は、おもに第一部の小児病棟の調査で行ったが、具体的には、たとえば、第一部の小児病棟の調査では、患者から依頼されて、臥床した状態で操作するパソコンのマウスに置いている手の位置を調整したり、棚にあるものを探して取ったりすることなどから、体位調整など、家族でも行えるような簡単な手伝いを、そのときどきの状況に応じて可能な範囲で参加した。患者たちの日常生活やその介助のあり方は、一人ひとりパターン化された流れがあり、何度か通ううちに、手を出してもいいところと出さない方がいいところもわかってきて、次第に、自然にふるまうことができるようになっていった。このように、研究者として彼らの生活を観察するだけでなく、わずかながらでも実際に介助するということを通して、彼らの生活の一部に参加することは、彼らの語りを分析する際に、より深く考えることを可能とした。そのように患者たちの生活に私自身も入れてもらいながら、同時に、他の患者たちの様子や看護師をはじめとするスタッフの動き、病棟全体の様子も、目に入ってきたものに関しては、メモに書き留め、調査終了後、観察した場面と共に私の感じたことも含めて詳細にフィールドノートに記録していった。
インタビューは、病棟スケジュールに沿って決められた個々の日課、入院年数や入院に至った経緯などをはじめ、現在の入院生活や入院前の生活に関する話題を糸口にして、自由形式で話を聞いた。また、参加観察で得られた疑問やわかりにくかった事象などについても質問した。インタビューは、注入やリハビリなどのケアや処置がなく、また休息の妨げにならない時間帯を見計らって、適宜、メモを取りながら話を聞き、可能な範囲で許可を得て録音した。
分析方法として、現象学において、「事象そのものへ」接近するためには、既存の理論から概念を用いて説明するのではなく、語られた言葉で具体的な経験を表現していくことが重視されている。そして具体的な経験の記述を通して、その経験の細部や要素を背後で支える運動や構造を取り出すことが目指されている（松葉・西村 二〇一四：一三一九四）。本書においても、筋ジストロフィー病棟の人びとの個別的で具体的な一つひとつの経験を、語られたままに文脈とともに記述し、文脈のなかで意味が浮かび上がるその構造を探究することを試みる。[5]
なお、本研究は、前述の倫理的配慮を含め、研究計画書として大阪大学大学院医学系研究科倫理

［5］分析の際には、調査によって得られたフィールドノーツや逐語禄のデータをもとにして、メルロ=ポンティ（一九六七：二〇）の主張する「了解」、すなわち、一般化や理論化のための法則性や共通性ではなく、そのなかに表現されている独自の存在の仕方や行動の定式を見出すように努めた。そこから、参加者たちの置かれた状況に対する一つの態度決定の仕方、諸関係のもとにある同一の存在構造を探究した。その際には、西村（二〇〇一）が用いたメルロ=ポンティの「実存分析」をはじめ、一連の研究の分析手法（たとえば、西村 二〇〇三、二〇一一a、二〇一一b、二〇一一c、西村・前田 二〇一一、二〇一二）を参考にした。

委員会の審査を受け、承認された。さらに、研究参加者の入院する病院の病院長より本研究の承諾を受けた。

本文中の表記については、研究参加者の語りは、インタビューのどの時点で語られたのかがわかるように、インタビュー回数とページ数を抜粋し、語りの末尾にたとえば、（一回：二）のように記した。

本書の構成

本書は、筋ジストロフィー病棟の患者たちが、進行性の疾患を抱えながら、同じ病気の兄弟や仲間とともにいかに入院生活を成り立たせているかを記述することを目的としている。よって、著者が調査を行った筋ジストロフィー病棟の小児病棟と成人病棟でのフィールドノーツや患者たちの語りの記述を行う。

第一部では、小児期に発症して、人工呼吸器などの高度医療機器を使用しながら臥床して暮らす患者たちが多く入院する小児病棟での経験を記述する。ここで対象となる患者たちへの関心は、第一部の小児病棟での調査に先立って行った成人病棟での調査（第二部）をするなかで生じてきたものである。後述するように、車いすで動くことのできる成人病棟の患者たちは、自分たちより病いが進行してベッド上で臥床している仲間たちのことをつねに気遣うと同時に、自分たちの近い将来の姿として捉え、関心を寄せていた。そのような電動車いすで動き回る患者たちの入院生活の様子を見たり、彼らの話を聞いたりするなかで、彼らの関心は、次第に私自身の関心ともなっていった。成人病棟の患者たちの調査を終える頃には、進行が早くベッドで臥床している患者たちが多く入院している小児病棟で調査をすることが必然の課題となっていた。このような経緯を経て、第一部で取り上げる小児病棟での調査を行った。

第一章では、入院して五、六年になる一〇代から二〇代の青年患者たちの語りとフィールドノーツから記述を行う。ここでは、患者たちが親元で暮らす自宅から入院生活となり、その入院生活をいかに意味づけていくのかについての語りを記述した。そのことは、親元で支援を受ける子どもから、親元を離れ、同じ入院生活を送る仲間やさまざまな専門職のスタッフの支援を受け入れ、入院生活に適応して、さらには、入院患者というよりも病棟の一員となっていくプロセスの記述となって立ち現れた。すなわち、ここでは、青年患者たちが病いを抱えた身体と自ら向き合い、大人になっていく成長のプロセスにもなっている。

第二章は、患者たちの「食べる」経験を記述する。ここでは、病いの進行に伴い、口が動きにくくなるなかで、懸命に「食べる」ことにこだわって実践している患者と、胃瘻を造設した患者の経験を記述した。彼らが、病いの進行に伴い、従来の口から「食べる」という行為が困難になるなかで、その変化にいかに対応して、「食べる」意味をあらたに見出しているのかについて記述する。

第三章では、患者たちの「臥床する」経験を記述する。ここでは、病いの進行に伴い、車いすからベッド上の生活へと移行し、全介助という状況でありながら、自分の意志で自由な生活を過ごしている彼らのベッド上での生活のあり方を記述することになる。

第二部では、第一部の筋ジストロフィー病棟で臥床している患者たちの経験を記述することのもとになった研究、すなわち、進行も比較的緩慢で、日中も電動車いすで動き回ることのできる成人病棟の患者たちの経験を記述する。

第四章では、患者たちの「時間」の経験に注目して、彼らの日常生活の経験を記述し、彼らが、過去や未来を含む厚みのある時間性のなかで、入院生活をある程度受け入れつつも、主体的に生きているという両義的な側面をもつことについて記述する。

第五章では、家族や病棟で出会ったさまざまな人びとと生きてきた患者たちが語ってくれた生活経験から、とくに同病者と暮らす入院生活について記述する。

第三部では、筋ジストロフィー病棟を取り巻く人びとの経験として、看護師と母親の経験を記述する。これまでの調査を通じて、患者たちは進行性の疾患を抱えながらも、スタッフや家族などとのかかわりのなかで、病棟での日常をいきいきと営んでいた。よってここでは、看護師と母親の語りを記述することで、患者たちの生活をより詳細に理解することができるだろう。

第六章では、筋ジストロフィー病棟で働く看護師の語りを記述することにより、病棟の看護が、患者たちとのかかわりを通じていかにつくられているのかについて考える。

第七章では、筋ジストロフィー病棟に見舞いに来る母親たちの経験を記述するなかで浮かび上がった「察する」や「見る／見せる」という行為に注目して、母親たちが子どもを見舞う意味について考察する。

終章では、これまでみてきた患者たちの経験を横断的に分析することによって見出された他者、時間性、自由、受動性と能動性という四つのテーマから、再度、患者たちの語りに注目して、彼らの経験の構造を取り出すことを試みる。さらに、看護師や母親たちの経験も振り返り、筋ジストロフィー病棟の療養生活が、そこに集う人びとの間でいかに営まれているのかを記述していく。

目次

はじめに　i
本書の構成　xv

第一部 「進化」する身体――小児病棟で臥床して暮らす人びとの経験

第一部概要　3

第一章 「かかわり」の経験……7

第一節　いろんな人にかかわり、慣れる　9
第二節　工夫ができるようになり、自信がついた　13
第三節　自分で理解して、伝える　16
第四節　舌で自分で動かしてくれる／慣れです　20
第五節　自分で決める／機械になったと思って　23
第六節　できないことを知り、できる方向性を見つける　28

第二章　「食べる」経験……33
第一節　身体が自由に動く　37
第二節　介助されながらも自分で食べる　43
第三節　まだ飲める／胃瘻になってよかった　47
第四節　注入の味がおいしい　50
第五節　注入を利用する　53
第三章　「臥床する生活」経験……57
第一節　自分の病気を理解するということ　58
第二節　寝たきりになってホッとした　62
第三節　自分の考えをもつ　67
第四節　自己防衛しかない　72
第二部　開かれた日常――成人病棟に暮らす人びとの経験

第二部概要　77

第四章　入院生活と時間……81
第一節　入院期間を子どもの成長に例える　83
第二節　施設の生活慣れ　86
第三節　「自由」に動ける人びと　91
第四節　職員の流れに合わせてこっちが動く　95

第五章　同病者と暮らす入院生活……99
第一節　妹も解放してあげないといけません　100
第二節　私の生活って意外とね、トントントンといってる　103
第三節　何だか居させてくれそうだった　107
第四節　そうありませんように　109
第五節　同じテーブルで長いことお食事をしていた仲間との別れ　111
第六節　日頃忘れかけちょった人が、ふっと姿そのままが浮かんでくる　115

第三部　筋ジストロフィー病棟の患者たちを取り巻く人びとの経験

第三部概要　121

第六章　筋ジストロフィー病棟で働く看護師の語り……123

第一節　希望か、生きがいにつながるもの　124

第二節　この病棟ならではの習慣を残していきたい　129

第三節　ベッドから離してあげたい　134

第四節　普段のなかでどれだけ気がついてあげられるか　138

第七章　筋ジストロフィー病棟に見舞いに来る母親たちの経験……143

第一節　すること決まってる　144

第二節　はっきりと言われない　149

第三節　診断しなくても分かるいう感じ　152

第四節　いろいろもっともっと見せて欲しかった　155

終　章　筋ジストロフィー病棟で生きる……159
第一節　他者と共に生きる病棟生活　161
第二節　時間と経験の更新　167
第三節　療養生活における自由　171
第四節　受動性と能動性からなる世界経験　175
第五節　「察する」ことと「見る」こと　179

あとがき　185
本書について　189
初出一覧　195
文　献　196
人名索引　201
事項索引　202

第一部

「進化」する身体

小児病棟で臥床して暮らす人びとの経験

第一部概要

第一部では、小児発症型の筋ジストロフィー患者たちが入院する病棟（以下、小児病棟[1]）の患者たちの語りや入院生活を紹介していきたい。

調査を行った小児病棟は、建て替えられたばかりだったため、設備も含めたすべてが新しく、きれいだった。また、電動車いすやストレッチャーの利用も多いため、廊下も広く、若い患者たちが各々の身体に合わせて調節した電動車いすで行き交い、躍動感を感じる病棟でもあった。

二階にある小児病棟は六〇床あり、半分が重症心身障害児のための病室で、残りの半分が筋ジストロフィー患者たちの病室だった。病棟の入り口付近にあるナースステーションの近くには、モニターなどを装着して二四時間管理の必要な重症度の高い患者たちの部屋があった。そのような部屋の後には、両側に、おもに四人部屋の病室が並んでいて、奥に向かって進んでいくと、一面南向きのガラス窓になっている明るいホールがあった。このホールは、車いすで動ける患者たちが毎日の食事をする場所でもあり、また、七夕会やクリスマス会などの年間の行事も行われたり、保育士らによって季節ごとに異なる飾り物が窓際や壁に飾られたりするなど、季節を感じる場所でもある。子

［1］調査を行った小児病棟の患者構成は、調査当時で最も多いのはデュシェンヌ型であったが、その他にも経過も緩徐で予後もいいとされるベッカー型や精神遅滞を伴うとされる福山型の患者たちもいた。

どものもとに毎日通う母親も、このホールで食事をとったり、また、週末にやってくる家族たちが互いに近況を話し合う場所でもあった。このホールを通って、さらにいくつかの病室を通り過ぎて奥に進んでいくと、パソコンが五、六台並んでいる学習室があった。車いすで動ける患者たちは、その学習室で、各々の趣味や勉強のために真剣にパソコンに向かっていた。

患者たちの年齢構成は、入院して間もない一〇代から、学童期に入院して二、三〇年になる四、五〇代まで幅広かった。筋ジストロフィーは遺伝性の疾患であるため、同じ病棟に二人兄弟、三人兄弟や双子もいた。事情をよく知らないまま病棟にボランティアに入った当初は、電動車いすで私の目の前を通り過ぎたはずの患者が、別のところにもいて不思議に思っていると、後からうり二つの双子の兄弟であることがわかり、納得したこともあった。二人ともとても恥ずかしがり屋であったが、私が病棟に行くと必ず名前を呼んで挨拶をしてくれるまじめな好青年でもあり、いつも彼らからの声かけをうれしい思いで受けとめながら、調査を行っていた。スタッフは、病棟医師を中心としたチーム医療体制がとられ、日勤帯では、看護師は一六人体制で、患者に対して四対一の割合で配置されていた。

第一部ではフィールド調査を実施するなかで、患者たちの生活から浮かび上がった「かかわり」、「食べる」、「臥床する生活」の三つのテーマについて、五名の参加者と医療者（作業療法士、看護師）の語りとフィールドノーツからのデータを取り上げて記述した。五名の参加者は一〇代から五〇代の男性患者で、入院期間も二、三年という患者から四〇年近く入院している患者まで含まれていた。五名全員が人工呼吸器を利用しており、そのうち四名は気管切開をしないで鼻マスクを装着する非侵襲型人工呼吸器（Non Invasive Positive Pressure Ventilation：以下、ＮＩＰＰＶ）、残りの一名は気管切開をする陽圧式人工呼吸器（Intermittent Positive Pressure Ventilation：以下、ＩＰＰＶ）を使用していた。人工呼吸器を装着する時間も、夜間のみという場合もあれば食後にベッドに上がっている時間帯だけといった場合もあり一時的使用から二四時間使用する患者までさまざまだった。

第一章 「かかわり」の経験

筋ジストロフィー病棟が設立された頃は、地域の学校の環境整備がまだ十分ではなかった。そのために、車いすを使用するなどの理由で、小学校に通学できない学童期の患児たちの多くが、病棟に隣接する養護学校への入学と同時に入院していたという。そのため、学童期の幼い患児たちは進行性の疾患を抱えたうえに、親と離れて暮らさなければならないことから、病棟では、彼らの心理的負担を重要視してきた。しかし、近年では、学校でもエレベーターが設置されるなどのバリアフリー化が進み、多くの患児たちは家族と共に地域で暮らし、その後、疾患の進行に伴い、体調不良や在宅での暮らしが困難になったり、高校卒業後の生活を考慮したりして入院してくるケースが多いという。このように地域で暮らしながら普通の学校に通学していた青年期の若い患者たちは、この筋ジストロフィー病棟に入院後、同じ病気をもつ同世代の仲間たちと楽しそうに入院生活を送っているようにみえた。以下ではこのような彼らの入院生活について、調査当時、同じ病室に入院していたAさん、Bさん、Cさんの入院生活について紹介していきたい。

Aさんは、二〇代の男性患者で、高校入学時に体調不良により入院したという。入院後、急性腎不全や気胸を繰り返し、調査前年より二四時間、非侵襲型人工呼吸器（ＮＩＰＰＶ）を装着している。彼は、ベッド上で過ごす時間が長いにもかかわらず、文化祭や病棟の行事では、パソコンを利用して企画を担うなどして積極的に参加していた。そのようなＡさんの周りには、車いすで動ける同級生や同世代の仲間たちが入れ替わりやってきて、一緒にテレビを見たり、ゲームをしたりして楽しそうに過ごしていた。

Ｂさんは Ａさんと同学年で、中学生のときに急性心不全になり入院した。一日九〇〇ｃｃという水分管理をしているが、ラーメンとかつ丼が大好物で、食堂のテーブルの上に食べやすくするための台を乗せて、いつもおいしそうに食事をしていた姿がとても印象的な患者であった。Ｂさんは、食後にベッド上で過ごす時間には、ギャッジアップしたベッドにコルセットをつけてもらうことで座位になり、オーバーテーブルの上で、作業療法の時間に自ら作成した道具を使って、携帯電話やリモコン、ナースコールなどを自由に操って自分の時間を過ごしていた。また、車いすに乗って自由に動けるＢさんは、呼吸器を装着して自由に動けないＡさんのフォローをするなど、周囲に気配りをする心優しい青年でもあった。

Ｃさんは、ＡさんとＢさんより年下の一〇代の男性患者で、Ａさんとは地元が同じで、母親を通じて小学校のときからの知り合いだという。入院当初は、本人が自ら「やんちゃでした」というように、よくスタッフと喧嘩になっていたという。しかし調査当時、師長さんが「（Ｃさんは、）看護師さんや助手さんなど働いてる者にとっては、もう、疲れも吹っ飛ぶような声かけをしてくれてます」とうれしそうに教えてくれたように、心優しい青年に成長していた。そのようなＣさんは、今ではパソコンを使って本を読んだり、水彩画ソフトを用いて絵を描く勉強をしたりして、病棟での落ち着いた日々を過ごしていた。

彼らの部屋は若者らしく、ベッド周囲にはアイドルのポスターが貼られていたり、アニメのフィギュアが飾られていたりした。スタッフも吸引などの処置で呼ばれて彼らの部屋に入ると、必ず他の患者からも声をかけられ、そこに廊下を通りがかったスタッフも会話に加わって、気づくと四人部屋にはスタッフを含めて七、八人が楽しそうに会話をしている光景もよく目にした。また、新人看護師などの若いスタッフが配属される四月になると、若い患者たちはそわそわして病棟全体が春めいて、スタッフや母親たちと若い患者たちの淡い思いを静かに見守りながら調査をしていた時期もあった。

三人は、たまに作業療法の時間が重なると、ホールから聞こえてくる重症心身障害児の療育指導の先生の奏でる高い歌声に合わせて、楽しそうに歌を歌いながら作業を進めることもあった。また、別室の同世代の患者が亡くなり、心配して声をかけたときには、「僕たちは大丈夫ですよ。いつも修学旅行のようですから」と答えてくれて、私の方が逆に慰められたこともあった。

第一節　いろんな人にかかわり、慣れる

筋ジストロフィー病棟の特徴の一つとして、日課に沿った生活が挙げられ、そこではトイレの

時間まで設定され、二四時間決められたスケジュールに沿って生活しなければならない。実際に当初のAさんの日課は、表1-1の通りであった。

Aさんは、このような日課について、たとえば、朝五時の注入に対して、「この時間にトイレがあるので（ついでに）注入も［……略……］初めは嫌だったけれども、仕方ない、体は慣れた」と話してくれた。このAさんの日課のすべてにおいて介助が必要であったために、Aさんのもとには、頻繁に看護師をはじめ、介助員、助手たちがやってきてAさんの介助をしていた。その他にも、病棟の医師や、指導員[1]、保育士、理学療法士（Physical therapist：PT）、作業療法士（Occupational therapist：OT）、実習生など入れ替わり出入りしていた。そのような人たちとのかかわりについて、Aさんは、入院当初の大変な経験として、以下のように語ってくれた。

表 1-1　Aさんの日課

5時	仰臥位、トイレ、注入、再度入眠
7時20分	起床、顔拭き、咳嗽、パソコンセット
8時	便器（ベッド上であてる）―終了後コール
9時	検温
9時30分	水分補給（口からジュース）、月～木：10時～理学療法（PT）または作業療法（OT）、その他：パソコン、テレビ
11時30分	尿器、胃瘻エア抜き、昼食、食後エア抜き
12時	食後に注入
14時	水分補給（口から）、月・水・土・日：車いす（約1時間）
15時	ベッド、薬などの処置、横向き
17時	尿器、歯磨き、エア抜き、注入（右向き）
18時30分	仰臥位、パソコン
20時30分	尿器
22時	尿器を外す、処置、エア抜き、パソコン終了、右側臥位（寝る準備）

A：すごい、まあ人に、何か知らん人いうか、こんなに人や何か、いろいろな人に頼んで、同じ人じゃなくて、違う人に、頼んでやってもらったりするのが、人の頼み方とか、それ。慣れた人だったら、ちょっと軽く言えば分かるけど。説明しながら分かるように言おうと思ったら、結構（大変）［…略…］。

私：親だったらね、いちいち言わないでいいことも。ああ。

A：うん。で、やり方覚えとるけ、あれだけどっていうこと。学校の介助の先生もそんな感じやから。まあ、（ここでは）いろんな人にかかわるようになった。

私：かかわりが、全然在宅のあれと（違う）？

A：うん。全然違う。［…略…］まあそれはそれで、僕には良かったのかも。その頃（入院当初）、あんまり人と話せんかったけど、逆になんか、だんだんそういうのがあったけん、どう話していいか分かってきたけん、（それ）が良かった。逆に僕にとっては良かったのかなと。今思うと。

私：うんうんうん。大変だったけど。

A：うん。慣れればそうでも。（Aさん 一回：六）

［1］児童指導員は、社会学・福祉学・教育学・心理学などを専門分野とし、療育支援や福祉諸制度などによる支援を、都道府県（政令都市）の児童相談所や市町村などの担当部署との間で調整し、利用児（者）の「QOLの向上」と「福祉の増進」に努めている〈https://www.nho-kinki.jp/employment/comedical/employment06.htm（最終アクセス日：二〇一八年七月一日）〉。

Aさんは、入院前は、家族や学校の先生という限られた人びととのかかわりのなかで、生活を営んできた。しかし、入院後は、「すごい、まあ人に、何か知らん人いうか、こんなに人や何か、いろいろな人に〔…略…〕、同じ人じゃなくて、違う人」と、病院のスタッフの数や職種の多さに加えて、シフトで入れ替わったり、応援や異動で来たりするスタッフ、実習生など、日々、自分を取り巻くスタッフの多彩さに驚き、困惑していたようだ。そのようななか、入院前は、「慣れた」、「ちょっと軽く言えば分かる」、「やり方を覚えている」家族がAさんの介助をしていたのに対して、病棟では、その多彩なスタッフに自分の介助を依頼しなければならない。その際には、単に介助を依頼するだけではなく、「いろいろな人」、「違う人」一人ひとりに対して、その都度、自分の介助方法を「説明しながら分かるように」しなければいけないために、Aさんにとって「結構（大変）」な経験として捉えられていた。

他方で、「その頃（入院当初）、あんまり人と話せんかった」Aさんは、その後「いろんな人にかかわる」経験を通じて、「だんだん」、「どう話していいか分かって」きて、「逆に僕にとっては良かった」と、自ら入院を意味づけていた。このようにAさんは、「いろいろな人とかかわる」能力を身につけ、「慣れる」ことで、入院当初の大変だった経験を「良かった」こと、「そう（大変）でも（ない）」ことへと変化させて、自身の入院生活を営んでいた。

第二節　工夫ができるようになり、自信がついた

三か月に一回のペースで自宅に戻り、家族や友人と過ごす時間を楽しみにしていたCさんは、「なんか、やっと夢がかなった」と、家族旅行で沖縄に飛行機で行くことになったことについて、うれしそうに話してくれた。

私：そう、何年越しぐらいの？
C：結構、前からなんか、中学ぐらいのときから。なんか、南の島に憧れてて。あの、何かサンゴ礁みたいな。海とか。で、前はなんか、結構、行く前から、諦めてたみたいな感じだったけど、今は、行ってやるぞって感じで。
私：うん。え、なんで変わったんだろう、それって？
C：なんでだろう。高校（病院に併設する養護学校）なってから、かな。先生の影響があったのかも。［…略…］
私：え、じゃ、家にいたころは、どっか行きたいところあっても、諦めてた感じ？
C：かな。やっぱ、家だと結構、工夫とか、ああいうふうの、やっぱ、よく知らないというか、やっぱ、なんていうんだろう。ここにいる時は何か意外と、工夫したらできるなとか。何でだろ。環境が良かったっていうか、それかなんか、体調が安定してるからかな。結構、

やっぱ、この中だったら、管理とかが、やっぱ、してくれているから。ケアみたいなものが。やっぱ、病院だと、医療に携わる人が身近にいるから。それと、風邪ひいてもすぐ、診てもらえたりとか。リハビリとか、OT（occupational therapy：作業療法）とかもずっと受けられて。（Cさん一回：一〇-一一）

Cさんは、旅行について、以前は「行く前から、諦めてたみたいな感じ」と、実際には「諦めてた」わけではなかった。しかし、今の「行ってやるぞって感じ」と比較すると、「諦めてたみたい」と感じるほど、積極的な気持ちにはならなかったのだろう。この旅行に対するCさんの気持ちの変化については、「なんでだろう」、「なんていうんだろう」と考えながら、「先生の影響があったのかも」、「体調が安定しているからかな」と、ここでの私との対話を通じて、Cさんに自覚されていったようだ。

また、Cさんは、「家」だと「工夫とか［…略…］よく知らない」のに対して、「ここ」は、「何か意外と、工夫したらできる」、「環境が良かったっていうか」と語ってくれた。しかし、この「工夫」や「環境」がどういったものかは具体的には語られず、次の「それかなんか、体調が安定している」ことへと、話題が転換された。その「体調が安定している」理由は、「ケアみたいなもの」、「リハビリとかOT（作業療法）とかも」と、治療以外のさまざまな種類の支援も、Cさんの体調の安定に関係していると捉えられていた。

また、二回目のインタビューにおいて、高校を卒業して、時間的余裕のある今の心境を「うん。でも、外出とかでも結構、親以外と、っていうか、と行きたいというか。はい、そんな感じで、もうちょっと、何か、やりたいなあと思ったりとか」と語るなかで、先の語りでは明確には言及されなかった「工夫」という言葉が、再び用いられた。

私：まあ、体調が、安定できるっていうのは、大事だよねぇ、一番ね。
Ｃ：うん。ひょっとしたら、最近、積極的に、ちょっと……。
私：それはそうかも。体調悪かったら、そんな、外出したいなんて思わない……。
Ｃ：うん。それに、ＯＴ（作業療法士）さんとか、指導員さんとか、意外と工夫とか、作業ができたりとか、だから生活が自信があるとかってのは、作業があるとかで。（Ｃさん二回：八）

Ｃさんは、「ひょっとしたら」と考えながら、「最近、積極的に、ちょっと」と、入院当初と比べた最近の心境の変化について語ってくれた。入院して、徐々に体調が整っていったＣさんは、作業療法などの時間を通じて、これまであまりできなかった「工夫とか、作業」をすることができるようになり、「生活」に「自信」をもつことができるようになったという。そのことが、「ひょっとしたら、最近、積極的に、ちょっと」、つまり、先に語ってくれた「外出をしたい」、「何か、やりたいなあ」という意欲へと通じているのではないかと捉えていた。すなわち、Ｃさんの外出や何かやりたいという意欲は、体調が整うだけではなく、工夫や作業ができることで、生活に自信をもてるようになって、徐々に沸き起こってきたといえよう。このようにＣさんにとって、医療的ケアを受けて体調が安定することや、作業療法や理学療法で訓練をしたり、工夫をして作業ができたりすることは別々のものではなく、一連のつながりとなって、Cさんの入院生活をより充実したものになるように支えていた。

第三節　自分で理解して、伝える

入院してから、さまざまなスタッフとのかかわりに「慣れた」Aさんは、スタッフと共に、楽しそうに日々の日課をこなしていた。ある日の作業療法の時間、Aさんは気胸のために中断していた電動車いすへの移乗をするという。たまたまその場面に居合わせた私は、Aさんやスタッフの指示を得ながら、移乗の手伝いをさせてもらった。以下は、その移乗に際して、作業療法士と私がAさんの身体の移動を、看護師が呼吸器の着脱を受け持つことになった場面の一つである。

【車いす移乗の場面】
Aさんは、電動車いすへ移る際に、慣れていない私に対して、自分を支える手の置く位置を「ひざ下と腰」、「お尻の所にしっかりと手を入れて」、「足先はいらない」とはっきりとした指示を出す。看護師が呼吸器のマスクからホース（蛇腹）を外すと同時に、OT（作業療法士）さんと私は「せーの」と掛け声をかけて、二人でAさんを持ち上げ、車いすに移乗する。看護師はベッドサイドの呼吸器の乗った台車を車椅子のそばまでひいてきて、すぐに車いすに移ったAさんの呼吸器のマスクにホースをとりつける。〔…略…〕車椅子上でAさんの「背中をもうちょっと後ろに」、「足を組ませて、左が上」、「頭を引っ張って」、「なんかいまいち?」という言葉に従って、OT（作業療法士）さんは一つひとつ体位を調整していく。私の方は、呼吸器のバッテリーを入れる専用の袋を車いすの後ろに取り付けようとすると、Aさんは即座に「（袋の）上が先で、下が後……」と袋をひっかける順番や位置を的確に指示する。また、呼吸器を台車から車いすの足元にある台に乗せた後、その呼吸器の電気コードを車椅子の後部にあるバッテリーにつなげる際には「コードが車輪にあたらないように留めて」という。（FN 120705：2-3）

右のように、車いす移乗を何回か手伝わせてもらった後、その車いす移乗についてAさんと話をしていると、介助員が訪室したために、Aさんはメガネ拭きの交換を依頼する。介助員は、Aさんがメガネ拭きを入れているケースをいつも決めて置いてあるという棚を探すが見つからない。ようやくケースを見つけて手に取り「あったー」と言うと同時に、呼吸器を装着しているうえに、筋力低下によってベッドから上体を起せないAさんも、寝たままで「あっ、音でわかった……」と答える。その後で、次のように話を続けた。

私：さっきのメガネケースの音もそうだけど、例えば、車いすに移動した時に、A君から見えない位置（車いすの後ろ）のバッテリーを袋に入れて取り付けたり、（車いすの車輪の外側に）

長いコードをひっかけるなどの指示が、的確でよくわかったからびっくりしました。A君は見えていないところのものなのにどうしてと……。

A：自分で、理解しているから。感覚で、音とか、体で覚えてるというか、感じる、五感、味覚以外の所で感じているっていうか。そういう、自分のことと思って理解しとかんと、もともといる人でも、誰が来てもできるように、心づもりしとかんと、そういう力が必要。ある人とない人とは違う。自分が最終的に決める。［…略…］誰でもお願いできる、待たんでも、代わりの人に頼める、一発で来られた人にお願いできる。普通の人が立ったり歩いたりするのと同じで、あるのとないのはえらい違う。今でもある、例えば、通じなかったらどうしてとか、普段から言い方を考えたり。ナースも慣れるように、僕も慣れる、フェアな関係［…略…］。そういう意味で言えば、一緒。自分のこととして理解できる。ある能力を使わなかったりするのは、可能性を狭めてしまう。できることをやりたい。そういう、普段から向上心を持つようにしている。学校（を）上に行くよりも（大事）。理解というか学習、そういうのが積み重ねてきて、普通に言えるようになっていった。ああいう言い方で、たまに、どういう風に言ったら伝わりやすいかを聞いたりしている。やる、やってもらうばかりではなく、自分で理解する。（FN 120921：4）

Aさんは、自分からは見えないもの、すなわち、ここではメガネケースや車いすの後部や下部にある付属品の位置に対しても、見えているかのように指示を出すことについて、「自分で理解しているから」と即座に返答してくれた。そして、「感覚で、音とか、体で覚え」たり、「五感、味覚以外の所で感じ」たりして、理解していると説明してくれた。すなわち、Ａさんにとって、「自分で理解する」とは、物事の仕組みや状況などを論理的に判断しわかることではなく、「感覚で、音とか、体で覚え」たり、「五感、味覚以外の所で感じる」ような知覚的な経験であった。

　また、生活のすべてにおいて介助の必要なＡさんの日常は、Ａさん自身が理解しなくても、介助者によって遂行されるような生活であるといえるだろう。しかし、Ａさんにとっては、「自分のことと思って理解しとかんと」、「心づもりしとかんと」と、意識的に自分のこととして理解する必要があると捉えられていた。それはＡさんが、介助を依頼することを、「能力」や「力」という言葉を用いて語っていることからもみてとれるだろう。これらのことから、Ａさんにとって「理解する」ことは、能動性をはらんだ行為といえよう。

　それではなぜ、Ａさんは、介助者に依頼しなければならない自らの介助を自分で理解して、さらにそれを介助者に伝える力をもつことを重視したのだろうか。Ａさんは介助について、「誰でもお願いできる」、「力」をもつことを、「普通の人」を例に挙げて、説明してくれた。すなわち、Ａさんは、介助を「誰でもお願いできる」、「力」をもつことによって、「（担当の介助者を）待たんでも、代わりの人に頼める、一発で来られた人にお願いできる」、それは「普通の人」がもつ「立ったり歩いたりする」能力と同じくらいに、「あるのとないのはえらい違う」と捉えていた。それはまた、「立ったり、歩いたりする」能力を失ったＡさんが、その代わりとして「誰でもお願いできる」、「力」を獲得しようとして得た、努力の賜物でもあったといえるだろう。

　また、「ナースも慣れるように、僕も慣れる、フェアな関係［…略…］。そういう意味で言えば、一緒」という語りに注目してみたい。Aさんは、今でも「通じなかったらどうしてとか、普段から言い方を考えたり」していた。そのようにAさんが、「今でも」通じなかった理由や、言い方を考える努力を続けるなかで、自分と同様に、ナースも、患者ごとに異なる支援の仕方に「慣れ」なければならず、大変であることに思い至ったといえよう。そして、Aさんが介助を依頼したり、ナースが介助することに、各々「慣れる」ことによって、互いに「フェア」な関係を築くことができると考えられていた。つまり、介助する者も受ける者も、両者が互いに努力して、各自の役割を担い、対等な関係が築き上げられるなか、Aさんたちの日々の入院生活は遂行されていた。

　他方でAさんは、介助を依頼することに慣れるという「そういう意味」でいえば、看護師と「一緒」、すなわち、「フェア」な関係になることはできても、その他の面では、やはりできないことや、やってもらうことも多く、「フェア」な関係とはいえないと捉えていたようだ。しかし、だからこそ、Aさんは、「できることをやりたい」と、さまざまな努力をして、日々の生活を能動的に営んでいたといえよう。

第四節　舌で自分で動かしてくれる／慣れです

筋ジストロフィー病棟において、患者たちは各々の身体機能のレベルに合わせて、可能な範囲で自分たちのことは自分たちで行うようにしていた。そのため、たとえば、食後の歯磨きは、自立してできる人には、決められた洗面台に各自のコップや電動歯ブラシなどが、療養介助員たちの手によって、一人ひとりの患者の手の届く位置に合わせてセッティングされていた。また、歯磨きを介助してもらう患者たちは、順番に、車いす上で介助を受けていた。このような日々繰り返される食後の光景のなかで、ある日、新人の介助員が先輩の介助員に付いて、電動歯ブラシを使ってCさんの歯磨き介助をしていた。そしてCさんに向かって、「舌で、自分で動かしてくれてたがー」と話す声を聞いて、私は、Cさんが歯磨き介助を受けながら、口の中で自分も舌を動かしていることを初めて知り、とても驚かされて、Cさんの歯磨き介助の場面に目がとまった。

【歯磨き介助の場面】

男性の介助員が新人の介助員二名を連れて、Cさんの歯磨き介助に向かう。介助員さんは、洗面所横にCさんの電動車いすを止めて、Cさんの電動歯ブラシと歯磨きのある位置を新人に教えている。〔…略…〕男性の新人介助員は「（自分がCさんの歯磨き介助をするのは）はじめてだっけ？」とCさんに聞きながら、歯磨きを始めると「舌で、（電動歯ブラシを）自分で動かしてくれてたがー、やっぱり、一回だけやった！」と以前もCさんの歯磨き介助をしたことを思い出し、介助を続ける。隣で見ていた先輩の介助員は「ちょっとゆするぐらいで、C君が舌で動かしてくれるけん」という。介助員は歯磨きが終わると、口元にうがいの受け盆であるガーグルベースンをあてて、コップの水をCさんに含ませると、姿勢を起こすことのできないCさんは背もたれにもたれかかったまま、こぼすこともなくベースンに口をゆすいだ水を勢いよく吐き出す。その光景を隣で見ていた女性の新人介助員は「すごい」と感嘆の声を上げる。〔…略…〕介助員が新人に向かって、「ベッドの人も上手にうがいしたり、寝たままストローでジュース飲んだり、すごいよね。絶対できないよねー」と言うと、Cさんは「慣れです」と答える。（FN 120413 : 1）

新人の介助員は、Cさんの歯磨き介助を始めるとすぐに、Cさんが、「舌で、（電動歯ブラシを）自分で動かしてくれてた」ことに気づき、「やっぱり、一回だけやった！」と、以前も、Cさんの歯磨き介助をしたことを覚えていた。ここでは、介助員が、「自分で動かしてくれてた」と、Cさんが歯磨き介助に協力してくれて助かると捉えていたといえる。このことから、介助員は、Cさん本人を覚えていたというよりも、歯磨きの介助の際に、Cさんが舌で歯ブラシを動かして協力してくれる方法でCさんを覚えていたといえる。つまり、介助――ここでは歯磨き介助の方法――は、個々の患者というよりも、その一人ひとり異なる方法によって、介助者に習得されていた。その個々によって異なる介助方法を媒介として、患者と介助者はつながり、歯磨きという一つの行為が成り立っていた。

また、歯磨き介助の終わりに、Cさんのうがいの様子を初めて見たもう一人別の新人介助員が、「すごい」と発した言葉に続けて、先輩介助員も、「ベッドの人も上手にうがいしたり、寝たままストローでジュース飲んだり、すごいよね。絶対できないよねー」と語った。つまり、先輩介助員は新人の言葉に触発されて、自分たちにとっては日々繰り返され、当たり前になった光景、すなわち、自分たちでは身体を動かせない患者たちが、ベッド上で上手にうがいをしたり、ジュースを飲むことを「すごい」、「絶対できない」と感心していたことを思い出したようだ。

そのように、介助員たちが、Cさんたちの行為について「すごい」と称賛することに対して、Cさんは「慣れです」と答える。ここでも前述したAさんと同様に、Cさんは、口をゆすいだ水をこぼさずにベースンに吐き出すことや、臥床した姿勢で飲み物を飲むなどの行為を身につけ、習慣にしてきたといえよう。そのような習慣化によって、他者から「すごい」と思われる行為も、Cさんにとっては当たり前の行為となって、Cさんの日常を支えていた。

第五節　自分で決める／機械になったと思って

若い患者たちは、病棟での日課に沿った生活に自らも積極的に参加することで、入院生活に慣れていったと考えられる。そのような日課に沿った、いわばパターン化された生活の一方で、彼らが自由にいきいきと過ごしている時間の一つに作業療法の時間があった。

作業療法では、生活の環境調整や上肢訓練をするのが一般的である。Aさんたちの場合は、半田ごてや、のこぎり、ハンマーなどのあらゆる工具を用いて、ゲーム機改造や踏み台、タイルモザイク、仲間と演奏するためのエレキギターなどが作られ、ときには「地味だけど、何気におもしろい」という組みひもまで多様なメニューが、Aさんたちの意向に沿って、次々に組まれていた。

作業療法士のGさんは、Aさんの、小学校の夏休みに木工の宿題が出て「全然思ったとおりにはできなくて」、大工の祖父が「丸ごといいの作って［…略…］めっちゃ褒められたんですけど、すごく、なんか悲しかった」という経験や、中学のときも木工の時間に学校の先生が「やれることをやりなさいという感じ」だったので、ずっとやすりをかけていて「全然面白くなかった」という経験、また、興味がありながらも身体的に困難と諦めていたBさんの経験などを聞いてきたという。そして、「木工って、機能的なものや、いろんなこと、たくさんの要素があるんですけど。設計図書いたりとか、こういう、こう、空間的な能力とか、こうなったらこうなるっていうのを考えながら、問題解決していきながらやっていかなきゃいけないのに、ただこれをやるだけだっていう、こうなってて、全然木工の、その楽しみっていうか、楽しめなかったっていうか」と語ってくれた。そして、「OT（作業療法）では、あの、機能、あの、つまんだりとか、こう、持ち上げないとできないけど、あの、磁力とか使ったりとかして、少しでもこうできるように、できるようなところ増やしつつ、えと、手伝いはするんですけど、本人がこう、考えてやれるように、全部本人が、本人が責任持てるように、本人が作ったっていう状態にする」という考えに基づいて、作業することを重視していた。

以下は、人工呼吸器を装着していて、病棟の外にある作業室へ出かけられないAさんが、ベッドサイドでミニ四駆を改造している際の場面である。

【Aさんの作業療法の場面：ミニ四駆の改造】

Aさんは車いすに降りて、ベッドサイドのオーバーテーブルの上でミニ四駆をOTさん（Gさん）と改造している。改造用の部品を入れたケースを横に置いて、ＯＴさんと相談しながら、ネジを取り出す。取り付けるネジが決まると、ＯＴさんは車にネジをさした後、ねじ回しをＡ君の右手（特に力の入る親指）に持たせ、その上からＯＴさんも手を重ねて回していき、ネジのとめ具合が適切かどうかをＡさんに「このくらい？」と聞くと、Ａさんは「こんな感じかな」といって締めていく。またある時は、Ａさんにその感触がないのか「今のはただの真似事だー」と笑いながら作業が進められていく。（FN 120216：1）

進行性の筋疾患を抱える筋ジストロフィー患者は、指先の筋力は比較的最後まで維持されるといわれているが、全身の筋力が低下するにつれて、手や指先も少しずつ動かしにくくなるのもまた事実である。そのようななか、Ｇさんの介助によって、Ａさんが、ミニ四駆に取り付けるわずか数ミリのとても小さなネジを締めていることに感心し、その小さなネジを締めるために重ね合わされたＡさんとＧさんの四つの手の動きに見入っていた私は、そのときのことも含めて、ＡさんにとってＧさんとはどのような存在かについて聞いてみた。するとＡさんは、「（Ｇさんから）いろいろアイディアはもらうけど、最後は自分が決めていく」と答え、その後も何度も「最後は自分が決める」と繰り返した。これまでＡさんがＧさんの介助を受けながらさまざまなことに取り組んできた様子を見てきた私は、この返答に少し戸惑い、Ｇさんにもそのときの様子について聞いた。

Ｇ：あの、こっち（作業療法室）へ来たときは、もっとやってたんですけど、もっと、手回し用のやつとか、使ったりとかして、やってたんですけど、どうしてもああいう方法しかできなくて、やっぱ、全部こう、やっちゃってもいいんですけど、ちょっとこう、手を添えるだけで、感覚だけでも、［…略…］うん。ネジもやっぱり、一番、負荷、問題なの、負荷をかかってしまうっていうのは、筋崩壊を招いてはいけないので、だから、はい。だから、ネジとか、もうすごい負荷がかかっちゃうので、できるだけ、ほんとは、やんないほうがいいので、あの、僕が締めて。

私：ある程度？

G：もう、僕が締めてるんですよ。で、A君は、ほんとに、その、感覚を、感覚、どのくらい回したかっていう感覚を、［…略…］見てもらうくらいで、全部やっ、動けないし、トレーニングでこう、こすってるだけなんで、こすってるのに合わせて、こう回してみたいな感じで。

私：すごいですね。［…略…］それでも、本人は、ねえ、やっぱり、自分でっていう。

G：そう。でも何か、電動ドリルとか、電動のやつだったら、結局、スイッチ押すと、ぶって回るじゃないですか。それで、それで、やっても結局、自分がやったって、なるじゃないですか。何か、工場とかでも、機械使って、こうやっても、自分が作ったっていう、それ（工場で使う機械）が人になっただけだと思って。

私：ああ、ああ、機械になってるってこと？

G：（自分が）機械になったと思って。機械があれば、これ自分でこう、スイッチ押せばできるけど、っていう。はい。それはもう自分の考えなんでそれは、一般的ではないと思うんですけど。機械があれば、全部、結局できる、だろうなって思いながら、機械がないからしょうがなく、僕が（機械の）代わりをしてるみたいな気持ちで。（Gさん：一六-一七）

Aさんの作業療法の時間に行われていたネジ回しは、Gさんの重ね合わせた手の中で、ネジを回すというよりも、「手を添えるだけ」、「感覚だけ」、「見てもらうくらい」、「こすってるだけ」、「こう回してみたいな感じで」、わずかに感じられる感覚を、Aさんに感じてもらうように実施されていた。そして、Gさんによって添えられた手の中で、Aさんもまた、「こんな感じかなー」と、その感覚を感じ取ろうとしていた。そのような介助について、Gさんは、「（工場で使う機械が）人になっただけだ」と思ったり、逆に「（自分が）機械になった」と思ったり、また、「僕が（機械の）代わりをしてるみたいな気持ち」で、Aさんの介助を行っていたという。

他方でAさんは、Gさんについて、「いろいろアイディアをもらう」人であり、あくまでも「（作業の）最後は自分が決めていく」、すなわち、作業に主導的に取り組んでいるのは、Gさんではなく自分であると捉えていた。つまりAさんは、「機械の代わり」になったつもりで寄り添ってくれるGさんをAさん自身として捉え、いろいろな作業をしてきたと考えられる。このようなAさんの能動性は、「機械の代わり」をするGさんの動きを導き出し、そのGさんの動きによって、Aさんの能動性はさらに引き出されることで、Aさんの作業療法の時間は成り立っていたのである。

第六節　できないことを知り、できる方向性を見つける

作業療法の時間は、前述したように、Gさんと患者たちが、まさに一体となって作業に取り組んでいた。Bさんの場合は、当初のBさんの上肢訓練の様子を見たGさんは、「淡々としている感じで［…略…］何か（他に）したいんじゃないか」と考え、Bさんが興味をもちながら困難と諦めていた木工に取り組んだという。そのときのことをGさんは、「そうですね。特に、ハリとかは［…略…］なかなか難しいよねって言いながらできたやつなんで。それは、できたっていうのは、やっぱすごい次の、これができたんなら、これができるだろうみたいなっていう感じになって」と、作業室に飾ってあるBさんの作り上げた木工作品を見せてくれながら、語ってくれた。このような作業療法の時間を経て、その後もさまざまな作業に取り組んできたBさんは、作業療法の時間について可動域の計測をされたときのことを思い出し、以下のように語ってくれた。

B：（僕の場合）、なんか手こう普通に開けたり閉じたりできるから、案外普通なのかなと思ってたりしたら、実は軽いちょっと収縮とかが疑いがあるっていうのが分かったのは作業療法やってからで。ああ、もうなんか、手がもう勝手に合わせてうご、動かしてるから、その辺気づかなくて。ああ、手がもう、なんていうんだろう、やれる、できるように、動いてるから。なんか実際にその指がどういう形だったら指が曲がらんとかっていう条件って

いうか、そこにそういうのがあるのは知らんかったんで。
私：本当だね。え、それってやっぱりそういうのを知ってるのと、知らないのとでは違う？
B：ああ、力が入りづらいところって、っていうか、なんていうんだろう。例えば、このコール作った時とかでも、なんで押しにくいんだろうって思った時に、第一関節の力が弱くて、この、この力が強いっていうのは分かったのもあれだったんで、まあこのコール変えるときに［…略…］。
私：ああ、そういうことか。でも、そのできないところが分かると、今度、自分でコールはこういうのを作ればいいとか？
B：ああ、なんかどうしたらいいかが、ある程度見えてくる。まあ、あと内転とかが、ちょっと難しいからああやって立てたりとかして、してるのも、なんかその食事台作った時に、まあ僕は分かったというか。［…略…］やっぱりその辺はやってみて、分かることと分からんこととやっぱりあるんだなと思って。（作業療法って）［…略…］手で作業する何かみたいな、手でできる作業をするみたいなイメージでとらえとったんですけど、そこら辺のなんていうんだろう、手の、その、状態と言うか、それもなんか分かるっていうのはやっぱり、まあ、一番最初に動きで可動域とか、一個ずつ測られたりとか、されるんで。
私：へえ。
B：そこら辺はまあ、なんていうですかね、OT（作業療法）で作業するにしてもしないにしてもですけど、なんか僕らは、なんかできれば自分でその辺も、知ってたほうがいいかなと思って。何がどうできないからどうしたらいいかとかっていうのは。うん、考えるのには、やっぱり。ああ、ああ。まあつながり、まあ、それでつながっていって、なんか自分で、その、どうやったらできるかとかっていう考えるのに、まあ、なんていうんですかね、できる方向性を、見つけていくのがまだできるかなと思って。何も知らないよりは。うん。［…略…］まあ、それでまあ補助する道具を作るのにやっぱそういうこととか。やっぱ、自分のなんていうんだろう、その状態って言うか、よく分かってたほうが考えやすいなと思って。（Bさん 四回：二－四）

患者たちにとって、自らの身体の機能低下は、これまで筋ジストロフィーを抱えて生きてきたなかで、何回も繰り返し経験されることでありながら、それは同時に、疾患が進行し、従来できていたことができなくなることでもあり、患者たちに不安をもたらす要因の一つとなっていた。他方で、ここで紹介したBさんの語りにおいては、「案外普通」だと思っていた自分の手が、OTさんの手の可動域の計測によって、実際には十分に動いていないことを知ったにもかかわらず、そのことによる失望や不安は語られていなかった。ここでは、まだBさんのなかでは十分に意識していなかった作業療法の経験について、「もうなんか」、「なんていうんだろう」と考え、懸命に言葉を探しながら話してくれた。

Bさんは、「なんか手こう普通に開けたり閉じたりできるから、案外普通なのかなと思って」いた。その「案外普通」のことについて、「手」を主語として、「もう勝手に合わせてうご、動かしてるから」、「やれる、できるように、動いてるから」、日常生活において手の不自由さをあまり感じることなく過ごせていたため、「気づかなくて」という。さらに「指が曲がらんとかっていう条件っていうか、そこにそういうのがあるのは知らんかった」とも語っている。このことから、Bさんは、私たちと同様に、とくに意識することなく自然に手を使いながら日常生活を送ることができていると考えていたことがうかがえる。

しかし、作業療法を始めて、「実は軽いちょっと収縮とかが疑いがある」ということ、そして、コールを作ったときの例を挙げて、自らの指の力の「弱い」ところと「強い」ところがあることがわかったという。そして、「そのできないところが分かる」ことにより、「ああ、なんかどうしたらいいかが、ある程度見えてくる」と、次にするべきことが自然と立ち現われてくると捉えられていた。そのことはさらに、「どうやったらできるか」、「できる方向性を、見つけていく」と、次にどうすべきかにつながると考えられていた。

一方、このBさんの今の自分の状態を知る語りにおいては、「できる方向性を、見つけていく」ことは、「まだできる」と語られたことから、いつかはできなくなるという、さらに先の未来も含めて成り立っていた。また、自分のできない状態を知って、新たにできることを考えるということは、「OT（作業療法）で作業するにしても、しないにしても」というように、もはや作業療法の時間だけには収まりきらない、Bさんが病いを抱えて生きていくうえでの重要なこととして捉えられていたようだ。

このように、Bさんは、作業療法の時間を通じて、自分の手の力の弱い部分を知ることになったが、同時に手の構造を知って、できない理由を理解することによって、次にやるべきことを見出していた。そのことにより、さらに、「どうやったらできるか」という方法や、「その方向性を、見つけていく」というように考えられていた。つまり、Bさんにとって、自分の「できない」状態を知ることは、次の新たにできることを考えていくために必要なことであった。それはまた、同じ病いを抱える「僕ら」仲間にとっても重要なことであると考えられていた。

第二章

「食べる」経験

小児病棟では一一時過ぎになると、昼食に向けて、スタッフが、午前中ベッドで横になっている患者たちのうち、電動車いすに移乗する患者たちを、リフトを用いて次々に電動車いすに移していく。電動車いすに移乗させてもらった患者たちや、学習室でパソコンに向かっている患者たちも少しずつ食堂に集まってくる。

食堂の中央につなぎ合わせて置かれたテーブルでは、患者ごとに食べる場所が決まっていて、自分で食べられるように箱などで高さを調整していたり、その上に廻る円卓を載せたりしているテーブルなど、さまざまである。「すみれ食」という名のついた筋ジストロフィー患者専用のタンパク質の多い食事が運ばれると、肘をつきながらも自分で箸をもって食べている人もいれば、食べやすいように改造したスプーンを持って食べる人、全介助の人など、各々の方法で昼食に向かう。患者八、九名に対して介助につくスタッフは二、三名であるために、スタッフは、患者の様子を見ながらテーブルの間を縫うように移動して、必要な介助を行う。

ある青年患者は、食べさせてもらうことは「くやしい」、「諦めたくない」と、筋力が低下していく自らの腕のそのときどきの状況に合わせて、机の高さや食べる器具を微調整して、食べる時間を気にしながら日々の食事にむかっていた。そこには、従来通り食事を、自分の力でしっかりと食べたいという力強い姿勢をみてとることができた。そのような姿勢は、患者の傍らで器具のわずかな調整を共に考え、実践する作業療法士やそれを見守り、実際の食事介助をするスタッフばかりではなく、「ここにきて皆が懸命に食べている姿を見るたびに、自分も頑張らなきゃと思いながら帰るのよ」と語る見舞いに来た他患者の母親などのさまざまな人びとをも巻き込みながら、築き上げられていた。

他方で、ナースステーションの横にあるコーナーでは、筋ジストロフィーと重症心身障害の患者の分を合わせた大量の注入が、担当の助手によって準備され、口から食べられない患者たちの病室に次々に運ばれていく。

ここで、本章で取り上げる二人の患者さんについて、簡単にではあるが、紹介しておこう。

Dさんは三〇代の男性患者である。入院したのは小学二年生で、当時、手動車いすでも通学可能な、病院に併設する養護学校に転校するためであったという。その後、一五歳の頃に「あれに乗りたかった」とやっと憧れの電動車いすに乗り始めるが、もともと喘息もあり、当時たびたび肺炎を繰り返していたDさんは、高一になった一六歳で急遽気管切開となり、同時に人工呼吸器が始められる。現在では、週に二回の入浴と年に一、二回の外出以外は、ほぼ臥床した生活を送っている。ベッドで横になっているDさんは、気管に変形があるために、気管切開をしていながらも話をすることができる。また、Dさんは「初めての人とは話せない」という性格からか、調査の前にボランティアとして病棟に通っていた際には、挨拶しても返事がなかったり、狸寝入りをされたりと、ほとんど一年間会話を交わすことができなかった。一方で、日課のケアや処置の時間には、Dさんの対応にスタッフの笑い声が絶えず、処置が終わってベッドの周りに引かれたカーテンから、スタッフが皆笑顔で出てくる光景がとても印象的で、筆者もDさんと話をしてみたいという思いを募らせていった。後に、このようなDさんのスタッフへの対応は、意識もはっきりしている成人男性の自分が、下の世話などをしてもらわなければいけないことへの羞恥心からくる照れ隠しと同時に、介助するスタッフの大変な時間を少しでも笑いによって軽減してもらいたいというDさんなりの気遣いであったことを聞き、深く考えさせられた。こうした経緯から、いよいよ調査を始めることになったときに、ダメもとでDさんに一番に研究協力の依頼をしたところ、思いもかけず承諾を得ることができて飛び上がって喜んだ。そして、Dさんの気持ちが変わってはいけないと、Dさんの調査を最初に実施することにした。調査では、彼が日課としている昼食前の料理番組やお気に入りのスポーツ番組、猫のブログなどを一緒にゆっくりと見る時間を過ごしながら、少しずつ話を聞いていった。呼吸器から出される空気を使ってゆっくりと話すDさんは、気づくと見ていたテレビやパソコンの電源を消して、ときに考え込みながらも、自らの経験を丁寧に言葉に変えて一つひとつ紡ぎ出してくれた。

Eさんは、五〇代の男性患者で、小学六年生のときに入院して以来、四〇年近く入院生活を送っている。現在は、二四時間人口呼吸器のマスクを装着して、食事も三回の注入で、ベッドで臥床生活を送っているが、呼吸器を長時間装着するようになってからは約五年という。それまでは、通信制の高校を卒業して以来、家族や大学生のボランティアと外出したり、旅行に行ったりするなど車いすの生活でも、活動的に過ごしていた。また、日々の病棟での生活だけではなく、年間行事も患者仲間と共にリーダーシップをとって企画し、「楽しい病棟生活」を送ってきたという。Eさんは自分のことを「もともとおとなしく、人見知りするタイプ」と言いながらも、その昔の「楽しい病棟生活」を「だって本当のことだから」と、おもしろおかしく語ってくれた。そのEさんの磨き抜かれた話術によって語り出された経験談に、Eさんのベッドサイドで私は何度も大笑いをしながら、話を聞き続けた。他方で、この話術は、もともと人見知りなEさんが、この病気を抱えながらも前向きに生きていくために、意識して築き上げてきた努力の賜物でもあったということにも次第に気づかされていった。Eさんは、これまでにも病院の看護研究に参加したことがあり、その際には、たとえば体位変換の研究をするからと、看護師からベッド上であっちに向いてくれ、今度はこっちというようにして、研究に協力させられることが多かったという。しかし、私の研究では、私がEさんの過去の恋愛の話を含め、Eさんが私に語ってくれる話すべてを興味深そうに聞いている様子から、「こんな話でよければ……」と、研究協力を快諾してくれた。そのEさんは、私がボランティアとして病棟に出入りするようになった当初、慣れない私に笑顔で接し、気管切開して声が出ないにもかかわらず懸命にいろいろなお話をしてくれた今は亡き患者の兄でもあり、私はEさんのことを「お兄さん」と呼びながら、話を聞いたり参与観察をしたりした。

第一節　身体が自由に動く

Dさんは、二年間迷って決めたという胃瘻を二年前に作り、現在は、朝夕注入で、昼食のみベッド上で食べていた。Dさんが、ベッド上で食事をとる際には、身体的な拘縮もあり、ギャッジアップできないために、低い枕に頭をのせるくらいで、ほとんど水平状態の仰臥《ぎょうが》位で、食事を口に運んでもらっていた。そのような姿勢で、ベッド上でとる昼食は、Dさんの希望もあり嚥下食ではなく、食堂で食べる患者たちとほぼ同じ形態の食事であった。あるときには、さんまが一尾出てきて、骨や皮まで食べたがる魚好きなDさんを看護師がなだめて、ほぐした魚の身を口に運ぶ光景を見て、とても驚かされたこともあった。

「僕は食べることが楽しみ」というDさんは、気管切開後一〇年は食べ続けることを目標に頑張り、それが達成されてからは、口の動きにくさを感じながらも、一回ごとの食事の時間を大切に、また楽しみにしていた。他方で、その一回ごとの食事に関して、「あたりまえって思ったことはない。別に今、先生から中止って言われてるかどうかわからん、いつ言われても不思議じゃない。今日、今日がだめなら明日、今日あるか、明日あるかぎりぎりのところ、そんな感じ。食べたいけども、まあ、どっかでそういってくるだろうと。今の内、そう思ってきたんだけど」とも語ってくれたこともあった。

そのようななか、数年前に、「あのー、豚肉の生姜焼きが出て、それをまあ、何回も出てるんだけど、その日はすごくちゃんと噛めた。自分でびっくりした」という経験をしたという。〔…略…〕今日は何でこんなに噛めるんだろうって思って、自分でびっくりした」という経験をしたという。そして、その後もときどき経験する「すごくちゃんと噛める」日のために、口が動きにくい状態でも「頑張って」食事に向かう。私が参加観察していたある日、昼食に患者の間で人気のカレーが出てきて、Dさんのベッドの近くを通りかかったスタッフが皆、口々に「おいしそう」、「お腹すいたー」と声をかけていた。その日は、Dさんもいつもより食事がすすんでいるようにみえたために、食事が終わって以下のように話しかけた。

私：今日は良かったんじゃない？
D：今日はなかなか良かった……。
私：好物だから？
D：いや。あんなの食べちょって、いつも楽しいんだ。カレー、病院の、ちょっと二通りあって、いい方と悪い方。
私：悪い方？
D：なんかね、粉っぽい。
私：作り方？
D：いや、わからんけど、あたりとはずれ、何でかわからんけどー。
私：今日はあたり？
D：（「はい」の代わりに鼻を膨らませて）楽しいねー（笑顔）。身体もそんなに疲れないけー。

私：食べにくい場合は、身体疲れるの？
D：思うように動かんで、いらん所に力入ってるっていうか。
私：メニューが好物だと（身体は疲れない）？
D：思い通りに、食べ物を動かせるけー、それが噛めるけー（メニューはあまり関係ない）。（FN 111101：3-4）

Dさんにとって、現在は「月に二回あるかないかのすごくいい状態で食べれる日」の食後の感想は、「楽しいねー」であった。Dさんは、この「楽しかった」昼食について、カレーの味については最初に少し触れただけで、後は「身体もそんなに疲れない」、「思い通りに、食べ物を動かせる」、「それが噛める」と、おもには身体の疲れや動き、さらには口の動きについて説明してくれた。そのことは、食べにくい場合についても、「思うように動かん」、「いらん所に力入ってる」と、語られたことからもみてとれる。つまり、Dさんにとって食べることは、食べ物を味わうという以前に、口が動き、食べ物を介して自らの口を「思い通りに」動かすことであった。また、別の語りで「口が動くとね、味も違う。味がよくわかるというか……」、「あごの調子と後は味が、なんていうか、調子がそのまま味の感じ方に出てくる」というように、食べ物の味は、口の動きによって決まってくると捉えられていた。

次の日に、昨日の食後の「楽しかった」という感想について、「おいしいではないの？」と聞いてみた。すると、「なんていうんだろう」と考え込む。そこで少し話題を変えて、「この間、話してくれた（口が）動かない時に、噛もうとして力が入るのは、口だけではないの？」と聞くと、「身体全身かな」、「全身だね」と全身を使って食べていることに思い至った。そして、全身を使って食べていることが自覚されたことから、昼食を「楽しい」といった話題に戻って、以下のように答えてくれた。

D：（食べていて楽しいと感じるのは）なんかちょっとね、運動して、身体を動かしたら気持ちがいいとかいう人いるけど、それに近いかも。思い通りに身体が動くことがうれしい。

私：（驚いて）それはまずは口を動かし、身体を動かすことが優先であって、そのための道具みたいなのが食事ということ？

D：なのかも……。どっかで、自分の意志で動きたいというのが残ってる……。（FN 111102：2）

Dさんは、食べていて「楽しい」と感じるのは、「なんかちょっとね」と考えながら、「運動して、身体を動かしたら気持ちがいいとかいう人」を例に出して、「それに近いかも」と説明してくれた。右の語りに続けて、「本当に、自由に身体が動いたのは、幼稚園くらいの時、動けたのはそれくらいですね」、「動くためには、車いすこぐしかない」と語ったDさんにとって、食べることを通じて「思い通りに口が動く」ことは、「身体が動く」ことでもあったのだろう。そのことは、ここの語りで「口」と「身体」が混じり合って使われていることからもみてとれる。

Dさんにとって、このように食事で口や身体が動くことと、運動して身体を動かすことは、別々の経験ではなく、つながりのある一連の経験として捉えられていたといえよう。そのような一連のつながりのなかで、Dさんにとって「食べる」ことは、単なる「楽しい」だけではなく、「身体を動かしたら気持ちがいい」や「思い通りに身体が動くことがうれしい」という重層的な感覚とともに営まれていた。

そのように語った後で、「どっかで、自分の意志で動きたい」という志向性が「残ってる」ことが自覚された。長期にわたりベッド上で過ごし、口の動きが日々悪くなると感じているDさんにとって、「自分の意志で動きたい」という志向性は、将来に向けての強い意志というよりも、「どっかで」、「残ってる」程度の意志でありながらも、確かに存在するものとして捉えられていた。

このことから、Dさんにとって食べることは、口を動かすことばかりでなく、身体を動かすことでもあり、とくに「いい状態で食べれる日」は、「思い通りに身体が動く」ことができて、「自分の意志で動きたい」というDさんの志向性を実現させ、Dさんに「楽しい」気持ちや「うれしい」気持ちを生じさせていた。さらには、別のところで語られているように「イライラとか嫌なことが全部吹っ飛ぶ」という効果もあり、長期間の入院生活を送るうえで欠かせないものとなっていた。

他方で、口が動きにくいときも頑張って食べると語るDさんに「私だったら、今日は動かないなと思うと止めちゃいそう」と言うと、「悪い時に、どこまで頑張れるか。いい時ばかりじゃなくて、悪い時にいけんなと思って、そこで止めてしまうとあんまりよくないかと」とDさんの考えを語ってくれた。そして、「すごくちゃんと噛めた」日の原因を考えながら、以下のように語る。

私：体調がすごくいい時だったとか？

D：体調じゃない。体調の良かった時期じゃない。普通の時。
私：すごいね。そんな経験をしているから、頑張れる？　その後、生姜焼きごとにというわけでもなく、本当にわかんないでしょう？
D：うん。僕も調子の波が、わからん。何か知りたい。
私：（以前に話していたような）運動をした後の、爽快感のような？
D：うん、なんだろうねー。
私：やはり（テレビで）スポーツをよく観て、好きなのとなんか関係がありそうな……。
D：スポーツ選手のみんな、すごい苦しいと思う。その練習、何時間もやっていかんと試合に出れないという、その辺、何かちょっと近くないけど、そういうのが……。
私：似てる？
D：頑張って試合で活躍したり、チームが勝ったりすることで、うれしくなる。（FN 111104：5）

Dさんは、「すごくちゃんと噛めた」日の原因を「体調じゃない」、「僕も調子の波が、わからん」、「うん、なんだろうねー」と考えながら、口が動きにくいときも頑張って食べる理由を「スポーツ選手」を例に取り、説明してくれた。ここでは、「何かちょっと近くないけど」と言いながらも、スポーツ選手が「すごい苦しい」、「その練習、何時間もやっていかんと試合に出れない」ことや、「頑張って試合で活躍したり、チームが勝ったりすることで、うれしくなる」ことに、自らの食べることを重ね合わせて考えられていた。すなわち、食事の際に、口がよく動くときだけではなく、動かないときも「練習」として頑張って食べることで初めて、「勝利」ともいえる「ちゃんと噛め」て「うれしい」日もあると捉えられていたのである。つまり、Dさんにとって、口の動きがいいとき／悪いときのどちらかのみが存在するのではなく、両方が相互に繰り返されながら経験されているといえるだろう。

このように、Dさんにとって食事をとることは、栄養を得たり、満腹感を味わったりするという意味だけではなく、ある種の身体全体を使った運動であり、それはまた、食事を介して全身を使うことで、日々動きにくさを感じさせられる病いに立ち向かっているといえるだろう。

第二節　介助されながらも自分で食べる

【Dさんの昼食の場面】

Dさんの食事担当の看護師は、Dさんの部屋の患者四名の午前中のケアが一段落し、他の三人の注入を開始した後で、食堂の配膳車からDさんの食事をとって、カートにのせて部屋まで運んでくる。午前中は右側臥位で過ごすDさんは、仰臥位へと食事の体勢を整える。その後、Dさんが「頭上げて」と言うと、看護師は頭を少しギャッジアップする。そして「眼鏡」と言うと眼鏡をはずし、「足」と言う言葉に続けて看護師は足にゼブラという大きめのクッションを挟んで立てる。このように毎日繰り返されるDさんの食事時間の体勢作りは、Dさんの声と看護師の動作が、ほとんど同時に重なり合って作られていく。

体勢が整い次第、すぐに昼食が始められる場合もあれば、呼吸器のマスクや気管切開によって声の出しにくい他の三名の同室患者から、ナースコールを通じて吸引の要請などがあり、その間、食事の体勢を整えたDさんはじっと静かに待っている。同室患者の対応が一段落すると、看護師はDさんのベッドサイドに置かれている丸椅子に座り一息ついてから、まずは「今日はワンタンに、ヨーグルトにいつもの［…略…］」と食事のメニューを伝え、ワンタン麺のふたを開けてDさんに見せる。そして、「ワンタン食べる?」と聞くと、Dさんは、「はい」というときによく行っているように、鼻を膨らませて答える。看護師は、麺をDさんの口に入る量に調整して、箸で仰臥位のDさんの口の真上から入れる。Dさんは目を閉じて、ゆっくりと食べ物を口の中で転がすように噛んでいる。途中で、看護師は、Dさんが噛むのを手伝うように、ほおに手をあてて片側ずつなでるようにしている。看護師はDさんの噛むペースに合わせて、次に箸を運ぶタイミングまで待っている。Dさんは口の中のものを食べ終えると、口元をわずかに開け、そのタイミングに合わせて、看護師は次の麺を運ぶ。「汁飲む?　ちゃんと飲むかと思って、ストロー持ってきたよー」とストローを口の横にあてる。看護師が「喉詰まらんかった?」と聞くと、Dさんは「詰まりそうになった、もやし」と答える。すると「固かった?のけようか?　野菜がこれくらいだからねー。ネギだけにしようか?」と言って、Dさんが口の中のものを噛んでいる間に、麺と入れたもやしを一つずつつまみ出す（FN 111021：3-4）。

このように、完全にDさんのペースで進んでいく食事介助の様子を何度か観察するうちに、Dさんがまるで一人で食べているようにみえてきたために、ある日、Dさんの食事が終わったときに以下のように聞いてみた。

私：[…略…] 介助してもらって食べてるけど、それあまり意識してないんじゃない？
D：一人で食ってる感じ。特に口が動く時は、そこに集中しているから。なんか介助用ロボット、ああいう感じ。話しかけられたり当然あるけど、あんまり聞いてない。（FN 120123：5）

Dさんは毎回、介助されて食べる食事を「一人で食っている感じ」と答えているが、別の語りでも同じように語った。

D：[…略…] 噛みにくくなってくると、すぐに（医療者は）刻みとかペーストという発想になるから、そういう風にしてしまうと、噛む必要がない。
私：だから食べれればいいというのではなく、（前に言っていたように）噛むことが大事。[…略…] 介助して食べてるけど、噛むことは介助できないもんね。
D：介助はそうだけど、僕の中では自分で食っちょる。（FN 111104：6）

Dさんは、「食べる」ことについて、「一人で食ってる感じ」、「僕の中では自分で食っちょる」というように、実際には、介助して食べさせてもらっている、すなわち、「自分一人で」食べているわけではないことを承知していた。また、介助する看護師を「介助用ロボット」、「(話を)あんまり聞いていない」といいながらも、前述した参与観察では、看護師の「ワンタン食べる?」という問いかけに鼻を膨らませて答え、また別の語り(ブログ)では、「今日は看護師と楽しく話をしながら食事ができた」とも書かれていた。このことから、Dさんは、介助する看護師の「(話を)聞いていない」わけでもないし、また必ずしも「ロボット」として捉えているわけでもないことは明らかである。しかし、彼にとって「食べる」ことは、「一人で食ってる」、「自分で食っちょる」、またときに介助する看護師の「(話を)あまり聞いていない」、「介助用ロボット」と語ってしまうほどに、「自分一人で」食べている感覚をもっているといえるだろう。

このDさんの食事を介助する看護師は、午前中の検温から排泄介助、モーニングケアや注入などの多忙なペースから、それとは対照的にゆっくりと食事をするDさんのペースに完全にとってかわられていた。そのようなDさんのペースのなかで、Dさんの状態に合わせて、頬に手をあてて、Dさんの動きにくい口の動きを促したり、わずかに開いたり閉じたりする口元を見ながら食べ物を運んだり、さらにはもやしやグリーンピースなどの食べにくいものを一つずつつまみ出したりするなどの看護師の行為が生み出されていた。そのような看護師の行為によっても、Dさんの「一人で食ってる」という感覚が導き出されていたと考えられる。つまり、Dさんにとっての看護師は、食事介助をする他者という対象化された存在ではなく、その介助する看護師をもDさん自身に含み込み、Dさんの自分で食べている感覚を生起させていたのだろう。

第三節　まだ飲める／胃瘻になってよかった

嚥下機能が低下した筋ジストロフィー患者にとって、胃瘻は不可欠なものであるが、以前は、口から食べられなくなってから造られるケースが多かったという。しかし、その時点では、呼吸機能の状態も悪く、身体の変形なども進み、胃瘻の手術が困難となることも多く、近年では、まだ呼吸機能の状態が維持できて、嚥下障害が強くない早期の胃瘻造設が奨励されている。そして、早めに胃瘻を造った患者たちは、たとえば、Dさんのように、一日一回は口から食事をとるなどして、従来通り、口から食べる習慣を保持していた。

しかし、実際に身体に穴を開けて胃瘻を造ることは、患者にとって重大な問題であることもまた事実である。たとえば、Dさんは胃瘻を造ることを打診されて、自分で納得して決めるまでに二年かかったという。また、現在、三食とも注入になったEさんも、胃瘻を造ることを勧められた当初の気持ちを「医療が進んで、抵抗することもあった。〔…略…〕胃瘻の時はそうだった。早くしろと言われた。まだ飲めると、自分ではあきらめていなかった」と言って、当時の状況について、さらに詳しく語ってくれた。

Ｅ：僕の場合、食べるのが苦しかったから、それで栄養剤に変わって、薬も気管に入って死ぬかと思うようなこともあった。だから胃瘻を作ることになった時に、これで食べなくていい、飲まなくていいという思いの方が強くて安心したし、嬉しかった。［…略…］僕はよく食べる方だった。食べにくくなってからは、ソーメンやラーメンをちょこっととか。食べたい欲求があった。今はおなか減るけど、注入入れると落ち着くかな。食べなくて苦しくはない。食べたい気もしない［…略…］。食べるのが苦しくなって、栄養剤になった時には、朝とか栄養剤二〇〇（ミリリットル）に牛乳二〇〇（ミリリットル）、薬も二〇〇（ミリリットル）の水で飲むように言われてて、お腹はってめっちゃ苦しい、めちゃくちゃ苦しい。駄目だと管（鼻）入れると言われて、あきらめがついた。今はそこまで行く前に、早め早めに胃瘻を作る。僕は、誤嚥はなかったけど、たまたま肺炎ですんだけど、ギリギリまで粘って（胃瘻を作った）。今は、元気なうちに胃瘻、マサキ（仮名：病棟仲間）のように。僕は飲む方もダメになって、仕方なく鼻チューブ。これは抜ける恐怖、事故もあるし、胃に入らずにという。管もずっと入れておくのもいやだし、絶対、胃瘻の方がいい。

私：今、気切（気管切開）した人で、食事を何とか食べたいと頑張っている人がいるけど？

E：それはまだ、食べれるからじゃない？　僕の場合、食べるのが恐怖だった。食べられないことがもっと苦痛と思っていた。実際にやってみるとそうでもなかった。いざとなれば、皆そう。最初はそう（苦痛）だと思っていたけど、思ったほどではなかった。ギリギリまでやる、車椅子のこぐのも［…略…］父の教えかな。甘えると進行する。（FN 111104：2）

Eさんは、初めて胃瘻を造ることを勧められた当初は、「まだ飲めると、自分ではあきらめていなかった」。しかし、その後、「食べるのが苦しくなって、栄養剤になった時には、〔…略…〕お腹はってめっちゃ苦しい、めちゃくちゃ苦しい」、また、「これ（鼻チューブ）は、抜ける恐怖、事故もあるし〔…略…〕管もずっと入れておくのもいや」という経験をするなかで、次第に食べることや飲むことを「あきらめ」ていったという。そして、いよいよ胃瘻を作るというときには、「これで食べなくていい、飲まなくていい」という思いも「強く」感じるようになっていて、そうして受け入れた胃瘻は、Eさんにまずは「安心」をもたらしたといえる。さらに、前述したように、胃瘻を造るまでに大量の栄養剤を飲んだり、鼻チューブを利用しながら「ぎりぎりまで粘った」経験は、Eさんに「安心」と同時に、「嬉しかった」と達成感のようなものも与えたと考えられる。このように、Eさんは、「食べる」ことの苦痛や恐怖の経験ばかりでなく、「食べられないことがもっと苦痛と思っていた。実際にやってみるとそうでもなかった」という胃瘻の実体験という多層的な経験を経て、最後に、「絶対、胃瘻の方がいい」と胃瘻に対する確かな信頼を強めていったといえる。

先に紹介したDさんのように、大変な状況のなかでもぎりぎりまで頑張ることと、その後の医療を受け入れ、安心やうれしさを得ることは、Eさんの生活のなかでも両方とも必要な過程として経験されていた。そのような過程を経て、Eさんは、別で語られていたように、「今はおなか減るけど、注入入れると落ち着くかな。食べなくて苦しくはない。食べたい気もしない」という、落ち着いた生活を営んでいた。

第四節　注入の味がおいしい

筋ジストロフィー病棟では、昼食時に、臥床患者の多くが料理番組を見ながら、注入をとっていた。また、注入に患者の好きなジュースを混ぜたり、さらには、そのジュースの入った容器を患者のベッドサイドに置かれている呼吸器の機械の後ろにあるフィルターにあてて、「今日は紅茶よ！」などと患者に声かけしながら、手で仰ぐようにして紅茶の香りを送ろうとしていたりする看護師もいた。そのようななか、Eさんは、料理番組を見ることを以下のように語る。

E：[…略…]料理番組は見たくなる。以前はそれほど見てなかった。よく食べられないから見るとかわいそうといわれることもあるけど、逆に見たくなる。食事の代わりのようで、胃液も出てくるし……。(FN 111104：2)

Eさんには、「以前はそれほど見てなかった」料理番組を「逆に見たくなる」という欲求が新たに生じていた。そして、「料理番組を見る」ことで、「胃液も出てくる」という経験を通じて、その「料理番組を見る」ことを「食事の代わり」のようなものとして捉えていた。

また、Eさんに話を聞かせてもらうようになって以来、Eさんが若い頃から書いてきたというブログを教えてもらい、Eさんの話と並行してブログも読んでいっていた。その際に、「注入の味がおいしい」と書かれていたブログに目がとまった。私は以前勤めていた精神科の療養病棟で、高齢の患者さんたちに食事の代わりに胃瘻から注入をする際に、患者さんの思いはいかなるものかと悩んでいた。ときに患者さんと昔の好物の話や得意料理の話をしながら注入をしていたこともあった。患者さんたちは楽しそうに話をしてくれたが、口から食べられない患者さんに、そのような話も残酷だったのではないかと、後から反省したりもした。よってEさんの「注入の味がおいしい」という文章を目にしたときに、「注入の味をおいしいと感じることができるならいいな」という当時の私自身の思いと共に、そのときの患者さんたちの姿が浮かび上がった。このことから、Eさんに注入の味について、改めて聞いてみることにした。

E：何て言うんだろう、感覚的なものかもしれん。やっぱ、胃が信号かもしれない。
私：おいしい？
E：またおいしいとは違うんだろうけど、空腹が満たされる感じ。
私：満腹だけではなくて、おいしいと感じたらいいなと思って。
E：なんていうかね、胃酸が出る感じ。注入のが入って。
私：料理を見てても胃酸が出る感じって言われてたけど、注入が入っても、横で人が食べてても そんな感じ？
E：でも自分に入っている方が一番感じる。
私：だからいいんだ。でもいくら平気と言われても、ここで食べるのは、ちょっと……。

E：全然平気っていうか、見ときたいぐらいかな。
私：ここの横で食べてという感じ？
E：おいしそうだったらね。おいしそうに食べてほしい。
私：こっちの感覚からしたら、遠慮したい。
E：そうでしょう。でも違う。
私：わからない［…略…］どうしたらわかる？
E：実際に絶食して［…略…］でもだめだ絶食じゃあ。（Eさん 四回：一）

Eさんは、ブログで書いた注入の味について、改めて「何て言うんだろう」、「またおいしいとは違うんだろうけど」、「なんていうんかね」というように、いろいろと考えを巡らして、「感覚的なものかもしれん」、「胃が信号かもしれない」と、何とか言葉で表現してくれようとした。他方で、「おいしいとは違う」、「空腹が満たされる」、「胃酸が出る」というような感覚であるとも語ってくれた。すなわち、Eさんは、注入によって、これまで食事の際に使っていた「口」が胃に代わることで、「胃液が出てくる」、「胃が信号」、「胃酸が出る」という感覚を得ていたが、その感覚は、ブログには「おいしい」としか書き表せないような、Eさんにとっては「おいしい」に代わって満足感の得られる新たな感覚であったといえよう。

このように、Eさんの場合、従来の食事を口から食べて感じる「おいしい」という感覚は、注入が胃に入ってくる感覚へと移行し、それによって満足感が得られていた。つまり、そこでは、食べることが、従来の口から胃へと変換され、新たな習慣が獲得されているといえるだろう。その結果、前述したように「お腹は減るけど〔…略…〕食べたい気もしない」というなかで、Eさんの入院生活は続けられていた。

また、Eさんは、先に述べたように、料理番組を見ることを「食事の代わりのようで、胃液も出てくる」と語るが、横で他者が食べることも「全然平気っていうか、見ときたいぐらいかな」と語る。ここではさらに、「おいしそうだったらね。おいしそうに」という条件が加わることから、他者に自分を反映させて、自分の代わりに他者が「おいしそうに」食事をしている状況を見ることで、Eさん自身も「おいしい」感覚を得ていた。

このように胃瘻を造設した患者たちは、注入によって、腹部の満腹感や胃液が出るという感覚、また料理番組を見たり、他者の食べる姿に自己を反映させるなどして、これまで口から得ていた感覚を、胃瘻を通じて得られる感覚に変換させて保持したり、新たに生成したりすることで、「食べる」ことの新たな意味を獲得していた。

第五節　注入を利用する

Eさんにとって、長い入院生活のなかで貴重なものの一つが、パソコンである。進行性の筋疾患を抱えながら病棟で暮らす患者たちにとって、パソコンは広い世界と交流できる道具として積極的に推進されてきたが、実際Eさんたちは、電気関係の好きな患者を中心に、今ほど病棟に電子機器の設備が整っていない頃から電話回線を病室に引くなどしてインターネットを利用してきたという。現在、二四時間臥床して暮らし、腹部にマウスを置いて操作するEさんは、そのパソコンを利用する時間を最大限確保するために、起きている時間は横向きにならずに、ほとんどを仰臥位で過ごすように工夫しているという。Eさんはその仰臥位の姿勢を保持するために、まずは試行錯誤のうえ「二つの体位」を作り上げたという。

私：［…略…］（以前お話しされていたように）パソコンができるように、体交をせずにすむようにいろいろとやってみたとは、どのようにやったのですか？

E：（まずは）エアマットを敷いた。それまで、普通のベッドのマットにシーツを敷いて、腰の所に座布団をあてていた。ずっとやってると痛くなる。エアマットを使っている人もいたり、痛くならないと聞き、使ってみることにした。（それから）足を倒したり、ゼブラ（大きめのクッション）をおいて足を両側に広げる二つの体位（を作った）。足を倒すのは、左足を倒して、右足を閉じて足を重ねる感じ。この二種類は決まっている。時間も大体決まっている。たまに腰が痛くなると、腰にクッションを挟む。これには体重が変わらないというのが大事。痩せると尾骨が痛くなる。体重が減ったら注入を増やして、増えたら注入を減らす。（体重の）誤差が一キロ以内がいい。注入は便利……。（FN 111122：3）

Eさんは、パソコンをするために試行錯誤をして、「エアマットを敷い」て、「足を両側に広げる」、すなわち、「左足を倒して、右足を閉じて足を重ねる感じ」で足を倒す二種類の体位を考え出した。さらに、この体位を維持する「時間も大体決まっていて」、「腰が痛くなると、腰にクッションを挟む」ことで対応していた。このようにEさんによって考えられた二種類の体位は、実際には、自分では動けないEさんに代わって医療者によって作られていた。しかしここでは、Eさんがまるで、自ら「足を広げ」たり、「クッションを挟む」かのように語られることから、医療者の行為はすでにEさん自身に含み込まれているといえる。他方で、そのようなEさんの語りは、患者の意見に耳を貸し、尊重して取り入れる医療者側の姿勢があって初めて可能となるものでもあったといえよう。

また、Eさんは、仰臥位の姿勢を保持するために、「体重が変わらないというのが大事」で、「体重が減ったら注入を増やして、増えたら注入を減らす」などの調整をして、体重を管理することが重要であると教えてくれた。すなわち、Eさんは、栄養を身体に取り入れる食事の代わりだけではなく、一日のパソコン操作の時間を最大限に確保するために不可欠な体重管理のためにも注入を利用していた。

Eさんが長い時間をかけて築いたこの二種類の体位は、前述したように、パソコンの時間を最大限に確保するためであった。他方で、別で語られた「手がかからないのは、それが一番だと」、「何人かこういう人がいないとやっていけないだろうし」というように、患者からの体位交換を要請するたくさんのナースコールをスタッフと共に聞いてきたEさんが、スタッフへの気遣いとして作り上げたものでもあった。すなわち、Ｅさんは、周囲のスタッフと共に、同じ病棟で過ごす一員として、多忙な病棟の日常を成り立たせるために、Ｅさんのできる範囲で協力していたといえる。

このように、胃瘻は当初、医師から勧められて作ったものであったが、その後は、Ｅさん自身が胃瘻を自らの身体に含み込み、Ｅさんの志向性に応じた新たな意味をもたせ、自らの生活において利用していたといえよう。

第三章
「臥床する生活」経験

近年、人工呼吸器の進展や合併症の管理などにより延命が可能となり、長期にわたり一日の多くの時間を臥床する生活へと移行し、暮らしている患者が増えつつある。医療者側は、そのような患者たちの生きがいやＱＯＬ（quality of life）を重視して、ＱＯＬ調査や調査票の開発などを積極的に推進してきた。他方で、一日の大部分をベッドで臥床して過ごす患者たちは、二四時間決められたスケジュールのなかで、一人ひとりが自分らしい生活を送ろうとさまざまな工夫をしていた。ここでは、前章で取り上げたＥさんに再度注目して、Ｅさんの「臥床する生活」を記述していきたい。

Ｅさんは、四人部屋の向かって右側、奥の窓側のベッドで臥床していた。二四時間、非侵襲的人工呼吸器（ＮＩＰＰＶ）を利用して、栄養は胃瘻からすべて注入でとり、吸引は、舌上で吸引効果が得られるメラチューブを改造したものを使用していた。あごの左下には、昼間はストローをさした缶コーヒーが倒れないように立て掛けて置かれ、好きなときにコーヒーが飲めるようになっていた。Ｅさんのパソコンは仰臥位の姿勢で、ベッド上から見上げる位置に取り付けられていた。そのパソコンの画面の横には、三歳になる甥っ子の写真が飾られていた。Ｅさんはいつもその写真を横目に、腹部に乗せたマウスを長時間同じ状態で使うことから、拘縮によってそのマウスと同じ形に変形した両手で操作しながら、早朝の五時から夜の一一時までパソコンの画面を前に過ごしていた。

第一節　自分の病気を理解するということ

一二歳で入院したEさんは、入院当初は、「筋ジス（筋ジストロフィー）って、極めて医学としては難しい病気って知っていたけど、自分はそうなると思っていなかった……」と語る。その入院当初のことを書いた昔のブログを見ながら、当時のことを語ってくれた。

E：八歳で（検査）入院して、組織をとって、その時には二〇歳までは生きられないと親は言われてた。そっから親は筋ジスに関することは、ニュースはすべて目を通して、［…略…］でも親の情熱がすごかったかなと思って。で、もう、訓練という、今でもやってるけど、小学生の時からやってて、スパルタ教育……。そう、進行したら怒られてた。俺サボってるから。実際にね、動かなかったら、どんどん悪くなる病気で、例えば一週間何もしないで寝てたら歩けなくなるし、やり過ぎもいけないとは言われてたけど、僕ら（兄弟）はやり過ぎくらいやってたから、それが良かったと思うけど。病棟見てて、患者見てて、すぐ亡くなった。

私：今にして思えばということ？

E：［…略…］進行したら動けなくなったら、早く亡くなるというのは見ててわかったから、どうしたら長生き、機能をちょっとでも長引かせることができるか。［…略…］二〇過ぎたら進行が割と緩やかになるというのは言われてたから、二〇までが勝負と。［…略…］たまたまだったかもしれんけど。父は信念があったから。僕はそれが正解だったと思う。（その当時は）嫌だったけど。でも自然にもうやるようになってたから。

私：すごい……。

E：怖かった父親が、外泊のたびにチェックされるから。これはできなくなったと怒られる。二〇くらいまでね、厳しかったのは……。（Eさん二回：三）

Eさんは、自分たちのことを「二〇歳までは生きられない」と言われた親が、懸命に情報収集をして考えた訓練を「俺、サボってるから」と語る一方で、「僕らはやり過ぎぐらいやってた」とも語る。そして、「実際にね」と続けて、このように「サボっ」たり、「やり過ぎぐらいやってた」自分の身体を通じて、自らの病気を「動かなかったら、どんどん悪くなる病気」と理解していったのだろう。

また、Eさんは、「病棟見てて、患者見てて」、「見ててわかった」と語る。しかし、Eさんは、ただ単に病棟や他患者を「見て」きただけではなく、その前後で語られたように、「進行した」り、「動けなく」なる同じ病気の仲間が、「すぐ」、「早く」亡くなることを「見て」いたのだ。すなわち、E

さんにとって「見る」ことは、同じ病気の仲間の進行状況を見ることであり、それによって自分の病気を、動かなければ「すぐ」、「早く」、「亡くなる」病気として理解することでもあった。

このように、Eさんは、他患者を見たり、厳しい訓練を「やり過ぎくらい」行ったりしていたことで、自分の身体を通じて自らの病気を理解していったといえる。すなわち、Eさんにとって自分の病気とは、科学的知識や医学的定義という以前に、入院生活のなかで見て、経験して、理解されたものであった。

また、Eさんは、自らの病気を、前述した「すぐ」、「早く」亡くなる病気であることに加えて、「二〇歳までは生きられない」、「どんどん悪くなる」、「一週間何もしないで寝てたら歩けなくなる」というように、症状の進行する病気としても捉えていた。そのため、早く進行していく病いに対して、「どうしたら長生き、機能をちょっとでも長引かせることができるか」と、進行を遅らせることで対抗しようと考えていた。このように当時一〇代のEさんたち兄弟は、「二〇までが勝負」と、この進行する病いの時間に追い立てられるように、訓練に励みながら、病いに立ち向かっていた。

筋ジストロフィー患者の活動性に対する考えは、時代の変遷のなかで少しずつ変化しているようであるが、近年では心不全の予防のために運動を管理し、安静に過ごすことが治療の一環として重視されている。そこでは、患者のやりたいことをできるように配慮しつつ、身体への負担を軽減するために、たとえば、食後のベッド上で安静に過ごす時間を一時間増やすことなどが提案され、患者と相談したうえで実施されていた。そのようななか、Eさんたち兄弟は、語りにあったように、独自に「やり過ぎくらいやって」生きてきた。しかし、そのような自らの体験は、安静重視の医学的方針とは異なることから、その「やり過ぎくらいやってた」自分たちのやり方を、「良かったと思う」、「たまたまだったかもしれん」と評しており、絶対的なものとしては捉えていなかったようだ。

このように、Eさんにとって絶対的ではないながらも重視してきた「動く」ことは、「〔…略…〕訓練という、今でもやってるけど〔…略…〕」と語られるように、動けなくなった今でも続けられているという。それは、現在は動けなくなったEさんに代わって、八〇代の父親が毎週、母親と共に通ってきて行う訓練であった。以下は、フィールドノーツから得た訓練の様子である。

【Eさんに対して父親がベッド上で行うマッサージの場面】

父は二時間の高速を運転してくるために、先に病院に隣接する訓練センターで休憩してから、Eさんの所にやってくる。そして、〔…略…〕Eさんの足元の布団をはいで、足先につけてあるセンサーもはずし、ベッド柵をとって、靴を抜いでEさんのベッドに上がり、足元に座り込む。そして、右足の指の一本一本をさすったり、伸ばしたりを数回繰り返してから、大腿部をマッサージする。その後も両足の屈伸運動、背部に手を入れてマッサージ、ベッドから降りると、右上肢を上から下へさすり、足と同様に手指を一本一本さすったり、屈伸させたりする。そして用意してあった蒸しタオルで拭いていく。その間、呼吸器のマスクを外したEさんは目を閉じてじっとしている。母は、ベッドサイドで「私は頭を掻いたり、シャンプーして、お父さんは家に帰省していたころからずっと、足がこう（拘縮する）なるから、弟と二人のマッサージを担当していた……。この関節運動は結構力がかかるから」と話す。父は、左側も同様にし終えると、最後にセンサーを元の通りに足の指にしっかりとテープで巻きつける。そして「はい、一〇〇〇円。安くしときます」と言って終了する。（FN 120113 : 1）

現在では動けなくなったEさんに代わって、父がEさんの全身を動かしていく。そのような父による訓練をEさんは「今でもやってるけど［…略…］」と、自分たちが動くことのできていたとき、すなわち、別で語られたように、筋力の低下するなかで、歩いたり、手動車いすをこいで動いたりという訓練から続くもののように語る。このように、Eさんにとって、動いたり、訓練したりすることは、自分で動けなくなっても、父を通じて続けられていた。ここでは、父とEさんは、マッサージをする主体とそれを黙って受ける客体という別々の身体ではなく、機能を長引かせ、長生きするという共通の目標のために、「動く」という実践を通じて、全体で一つとして成り立っていた。

第二節　寝たきりになってホッとした

訓練を行うことで、病いに立ち向かってきたEさんは、現在では週に二回の入浴以外は、日中はパソコンをしながら二四時間臥床して過ごしていた。ある日、Eさんのベッドサイドで、昔、Eさんが書いたというブログを見せてもらいながら話をしていると、「（いつも）いかに楽しく過ごせるかを考えている。寝たきりになり、ホッとした」と語った。そこで、そのことについてさらに詳しく聞いてみた。

Ｅ：しんどかったと思うから、やっぱり車いすに乗ったり下りたり。

私：もうぎりぎりの所？

Ｅ：そう、結構ギリギリの所だったかな。痰とかが、寝たきりの方が出しやすいというのがある。座るとどうしても出しにくくて。［…略…］おなかが張ったりする。まあ、寝た方が楽だというのが一番かな？　時間も自由にあるし。

私：時間が自由？

Ｅ：（ベッドに）上がったり下りたり、寝たりする時間がかかるわけで、座っている時間は何もできないし。

私：待って、上げてもらうのに待って、そういう意味では朝から晩まで……。

Ｅ：そう、時間が取れる。ぎりぎりまでいったからだけどね。限界近くまで。

私：そこまでいったらそういう境地になる？

Ｅ：なるなる、たぶん、みんなそう。みんなじゃないけど、人によっては進行が嫌な人もいるから、認めたくない人もいるから。［…略…］座ることによっての事故の方がとれたから。

私：そういうのも結構あった、見たりして？

Ｅ：自分でも危ないなと思うこともあった。

私：自分の意識だけではなくて体験した？

Ｅ：いずれ寝たきりになると分かっていることだから、無理して、なんか起きたら、しんどくなるだけだから、危険なことを回避する。例えばトイレとか座ってやってると、すぐ来てくれないときもあるんで、［…略…］忙しければそうした時に痰が詰まったりするともうアウトだから。

私：そういう目にあって？

Ｅ：危険な目にもあって。まあ、合理的と言えば合理的。

私：お兄さんのあれは合理的、合理的という言葉ではとても説明できない、何かこう……。

Ｅ：多分メリットとデメリットをはかりにかけて、メリットの方が多いと判断したから。合理的と言えばね、頑張って座るメリットがあんまり感じられないと、無理してね。無理じゃなかったら座るけれども、進行は遅い方が、次の段階に進むのが遅れるわけだから、結局は長生きにつながるから。でも無理強いをしないということかな。

私：でも、無理だけどしたいことがあって、外出が危険を伴うけど、外出したいとか？

Ｅ：僕の場合、もう外出しつくしているというのがあるから。出れるときに出てるから、旅行も、全国各地行ったし。［…略…］

私：すごいですね、そういう経験。

Ｅ：まあね、できるうちに遊んどこうとか、出れるときに出ようとか、そういうことがあるかも……それはあった、進行する病気というのは分かってるから。おいしいものは食べられるときに食べるという。本当に筋ジスってできることはできるときにやるっていうのが絶対なあれ。できなくなるのがわかってるから。
私：私たちも一緒。
E：みんな一緒。できなくなっても、まあやり遂げたから……。（Eさん七回：一―二）

Eさんは、「寝たきりになり、ホッとした」ことについて、まずは、「しんどかったと思うから、やっぱり車いすに乗ったり下りたり」と、過去の車いす時代の「しんどい」経験を語ってくれた。他方で、「痰とかが、寝たきりの方が出しやすいというのがある」、「まあ、寝た方が楽だというのが一番かな？」、「時間も自由にある」、「座ることによっての事故の方がとれた」と、寝たきりになった現在の生活のメリットについても語ってくれた。そして、その現在の「寝たきりになり、ホッとした」生活は、以前の車いす生活において「ぎりぎりまで」、「限界近くまで」いったからこそ、手に入れることができたと捉えられていた。さらに、そのような現在の生活は、車いす時代に、「自分でも危ないなと思うこともあった」ことから、「いずれ寝たきりになると分かっていることだから、無理して、なんか起きたら、しんどくなるだけだから、危険なことを回避する」というように、未来をも予測して、Eさん自ら納得して受け入れたものでもあった。

その「寝たきりになり、ホッとした」理由については、「しんどかったと思うから」、「たぶん、皆そう［…略…］」、「多分、メリットと［…略…］」、「無理強いをしないということことかな」というように、以前から認識されていたわけではなく、私との対話を通じてEさんの頭に浮かび、自覚されたものといえるだろう。他方で、Eさんは、長い間、「進行は遅い方がいい」と考え、「無理じゃなかったら座る」生活を志向してきたことから、「寝たきり」の今の生活を全面的に肯定することもできず、それもまたここで断定的には語られなかった理由として考えられる。さらに、「頑張って座るメリットがあまり感じられない」と言いながらも、「無理じゃなかったら座るけれども」と語り、「寝たきり」になっても、「無理じゃなかったら座る」という思いをもち続けていることをみてとれるだろう。

そして最後に、「外出しつくしている」、さらに「できるうちに遊んどこうとか〔…略…〕それはあった」、「やり遂げた」という経験と共に、「本当に筋ジスって……」と語られる。ここでも、Eさんにとって「筋ジス」とは、一般的に提示されている科学的知識や医学的定義という以前に、「外出しつくしている」、「出られるときに出よう」、「やり遂げた」、すなわち、それを生きてきた自らの経験から生み出された言葉であった。

このようにEさんは、「寝たきり」の生活になった理由を自覚する以前に、さまざまな経験を経るなかで、少しずつ「座る」生活から「寝たきり」の生活へと移行していったといえる。その「寝たきり」の生活は、「座る」生活と切り離された別々の生活ではなく、「座る」生活の延長線上にあり、Eさんの生活のなかで地続きにつながっていると考えられる。そうであるならば、「寝たきり」の生活は、筋力低下などの疾患の進行の結果もたらされた、閉ざされた生活というよりも、「ぎりぎりまで」、「限界まで」、「やり遂げた」からこそ到達される、身体も楽になり、事故もなくなり、時間も自由にある開かれた生活であるといえよう。

第三節 自分の考えをもつ

二四時間臥床して過ごすEさんは、ベッド上での「開かれた」生活をこれまで通り「大事に」、「楽しく」過ごしていた。他方で、非侵襲的人工呼吸器（NIPPV）や持続吸引、自動的に体位交換をする体圧分散式マットなどのさまざまな医療的支援を受けるなかで、「自分の考えをもつ」ことも重視してきたといい、その一つに体位交換があった。周知の通り、体位交換は、臥床する時間の長い患者に対して、肺炎や褥瘡《じょくそう》などを予防するための重要な看護ケアの一つである。よって、現在二四時間臥床しているEさんに対しても、体位交換が必要であると考えられるが、Eさんは、仰臥位の姿勢に合わせて設置されたパソコンを操作するために、その体位交換を断ってきたという。

「昔は痰があった」が、「（今は）呼吸器付けて上向いて、肺に空気を送って吐き出す力で痰を出す。［…略…］呼吸器を付けて出しやすくなった」と語るEさんは、現在では「痰もない」、「そもそも痰がない」とさえ語る。そのために、「横向きせーと何回も言われたけど、絶対やらんかった。看護研究かなんかで、そういう寝返りしないと肺炎になると、僕には当てはまらないからやらない方がいい」と語り、以下のように続けた。

E：大体、普通の人は言われるままに（体位交換）やってるけど、（看護師に）向きなさいと言われたら向かされて。僕は嫌だと。で、自分を持ってないとだめだよ、筋ジスは。医者や看護師のことは必ずしも正しいとは限らないから。［…略…］自分のことは分かるはずだけど、病気のこととかね。自分のあれを持ってないとだめだと……。

私：強いね。お父さんの影響とかも。それって強い。

E：何年も病院にいるから、患者のことは、進行の仕方と、なんで進行しているのかとか、ただ甘えて、動かなかったりとか、そうした人が進行早いという。経験でわかる。

私：見て、自分のこととして置き換えて、じゃあこうしたらいいという。

E：正しいとは限らないけど、正しくなくても納得できる。言われて進行したら、悔しいだけ、情けないというか。人のせいにしたって、損するのは自分だけだから。自分で決定した方がよっぽど、あきらめがつくし、納得がいくと思う。（Eさん八回：一）

Eさんは、「普通の人」は、「言われるままに（体位交換）やってるけど、（看護師に）向きなさいと言われたら向かされて」、他方で、「僕は嫌だと」というように、「普通の人」と「僕」は、異なる考えをもった別々の人物として語った。しかし、その別々の「普通の人」と「僕」は、「自分を持ってないとだめだよ、筋ジスは」と、「筋ジス」と呼び換えられることによって、Eさんにとって、「普通の人」も「僕」と同じ病気を抱える人が想定されていることがわかる。

また、Eさんは、「言われて進行したら、悔しいだけ、情けない［…略…］」、「人のせいにしたって、損するのは自分だけだから。自分で決定した方がよっぽど」と、これまで「普通の人」を見て、感じてきたことから、この「自分を持ってないとだめだよ、筋ジスは」という考えをもつに至ったのだろう。このようにEさんは、他患者と自分を異なる存在として捉えたり、他方で、自分自身に重ね合わせたりするなかで、「自分を持つ」ことの重要性について気づいていった。そうして導き出された「自分を持つ」という考えは、先述したように、ときに医学的方針と異なる考えをもち、実践をしてきたEさんにとって、「正しいとは限らないけど、正しくなくても納得できる」というように、正しいかどうかというよりも、自分で考え、決定することが重視されていた。

体位交換のもう一つの目的である褥瘡予防に関して、第二章第五節の「注入」に関する語りにおいても注目したように、Eさんは、体交しなくてもいいようにするには、どうしたらいいかを考えたのは考えた。試行錯誤はした」という。そこでは、「（まずは）エアマットを敷いた。〔…略…」（それから）足を倒したり、ゼブラ（大きめのクッション）をおいて足を両側に広げる二つの体位（を作った）」。そして、このような体位に変更する時間も「朝の五時と七時の注入時に足を立てる。後は一四時と夜の一一時（二三時）。〔…略…〕それに今、落ち着いた」と言い、「それに落ち着着」くまでの経緯を、以下のように語ってくれた。

Ｅ：それまでは、その二回じゃちょっと足りなかった。一回の体位で、最高四、五時間もたないとダメってことで、一時間とか二時間しかもたないのであれば、二種類はきついかなと、そんな何回も体交（体位交換）できないし。この体位なら四、五時間、全然大丈夫というのがあった、それで二パターン。手がかからないのは、それが一番だと。

私：でも、それも結果的に、お兄さんもなるべく手がかからないように？

E：俺にもメリットがあって、自分の時間が増えるわけだから。体位交換をしている間は何もできないから、大した時間じゃないけど。でも一日にしたら、一五分とか二〇分とか。（布団の中で）尿器（を）長く入れるのもそれがある。体交のついでに、（尿器を）入れたり外したりするのも一回で済む。

私：確かに合理的。看護師さん来る数が少ない？

E：回数少ないし、ほとんど注入とかそういう時。ナースコール押すことがあんまりない。何人かこういう人がいないとやっていけないだろうし。

私：痰の問題もないし、余計ね、そういう風にできるんだと思って。普通そうなりたいと思っても、足が痛くなったりとか……。

E：工夫をして。

私：工夫をした結果、決まってくるんですね。そうやって体ってできてるの？

E：慣れるというのがある。［…略…］これ（ネット）やるためだけど、適応している体が、適応させた。（Eさん 九回：二）

Eさんが、そもそも体位交換をしないのは、仰臥位の姿勢で「これ（ネット）やるため」に考えられたものであった。他方で、「そんな何回も体交できないし」、「体交のついでに、（尿器を）入れたり外したりするのも一回で済む」スタッフに対して、「手がかからないのは、それが一番」であり、「何人かこういう人がいないとやっていけないだろう」と考えられてもいた。すなわち、Eさんが体位交換をしないのは、介助するスタッフの立場になって考えられたものでもあった。このことから、Eさんにとって、スタッフに対して「手がかからない」ことと、自分にとって「これ（ネット）やる」ことは、ともに重要なことであったといえよう。このようにEさんにとって、自分のことを考える際には、常にスタッフの立場も含んでおり、両者の視点は常に裏表一体であるかのように、その双方から物事が考えられてきたのだろう。

また、最後の「慣れる〔…略…〕これ（ネット）やるためだけど、適応している身体が、適応させた」という語りに注目してみたい。Eさんは、その体位について、「慣れる」、「適応している身体が」というように、無意識のうちに自然に慣れて、適応していると語っていた。しかし、その後、「適応させた」とわざわざ言い換えて、勝手に「体」が慣れたというよりも、Eさん自身の「横向きにならない」という強い意志によって、二種類の体位に慣れるようにしたということが述べられる。すなわち、Eさんは、横向きにならず、体位交換をしないでも済む身体を、自ら作り上げたといえるだろう。

このようにEさんは、医療者の立場を理解しながらも、他方で、「自分の考えを持つ」ことの重要性を認識し、医療者とは異なる「自分の考え」ももち、それを実践することで、長期にわたる入院生活を成り立たせてきたといえよう。

第四節　自己防衛しかない

長期間の入院生活のなかで、「自分の考えをもつ」ことを重視してきたEさんは、寝たきりでありながらも医療的支援だけに頼るのではなく、ベッド上での生活をより安全に、安心して過ごすために、自分で自分を守る必要性も感じ、実践していた。

Eさんは、毎週末に見舞いに来る母親に依頼して、Eさんが考えた方法で既成の吸引チューブを改造してもらったものを利用している。毎週、予備も含めて二本作られるその吸引チューブが、Eさんのベッド上での生活において欠かすことのできないものだと改めて知ったのは、Eさんの一階病棟への転棟がきっかけであった。Eさんは、この転棟によってベッドの向きが変わってしまうのが困ったと語り、続けて吸引の話になった。

Ｅ：（ベッドの向きが変わると）吸引が一番困る。他はパソコンや呼吸器、介助等は、まあできなくはない。でも吸引が逆になる。逆は難しい。それが生命線。手に持たなくても、口だけで、夜中にでも外れない。ここまでできるまでに、かなりの試行錯誤。これが外れると、ナースコールを呼ばなくてはいけない。今でも、痰が多い時は、詰まるけど、（看護師は）すぐには来られない。吸引が（口の中で）固定できないというのが一番困る。この間の移動の際に、できるようになるまで、［…略…］曲がったやつとかいろいろあるのをベットにつけるとか考えたけど、母が一言、言ったことで、向きが変わらずにすんだ。二階から一階に降りる時に、その向きのことだけ、そこだけを条件としてお願いしたから。ずっとくわえて、太いというのがいい。自己防衛しかない。生きるか死ぬか。我が家は皆、心配性だから、家が火事になるようなことは絶対にない。（FN 120607：4）

Eさんの手製の吸引チューブは、口から外れないように、針金を使い角度を付けて固定できるように作成されていた。そのために、転棟でベッドの向きが変わることに伴い、吸引チューブの向きも変わってしまうのが「一番困る」ことだったという。Eさんにとって、この手製の吸引チューブは、「生命線」であり、「その（吸引チューブの）向きのことだけ、そこだけを条件としてお願いした」というように、現在のEさんの療養生活を支える数あるもののなかで、最も重要なものだといえる。そのような吸引チューブは、「ナースコールを呼ばなくてはいけない」ことのないように、またコールを呼んでも、ナースが「すぐには来られない」ことを想定して作成されていた。

Eさんにとって、この吸引の問題は、「生きるか死ぬか」、また「火事」と比喩で語られ、家が火事になるほどに深刻な問題として捉えられていた。他方で、ここでは、ナースコールにすぐに対応できない看護師の問題ではなく、「自己防衛しかない」と自分の問題として捉えていた。それは、長期間、入院生活を送ってきたEさんが、別の語りで「夜間、ナースコールつきっぱなしだから、深夜とか。しかも五つ六つざっーと……」と看護師の多忙な状況や、「（ナースコールは）優先順位で」と語っていたように、吸引が最優先される重症患者の状況を十分に理解していたためだと考えられる。このようにEさんにとって、吸引という命にかかわる深刻な問題でさえも、先にみたのと同様、看護師や重症患者の立場も含めて考えられていた。すなわち、ここでは各々が個々別々に異なる人物である以前に、病棟の重要な問題に取り組む全体の一つの部分として成り立っていると考えられる。そして最後に、「我が家は皆」心配性だという家族の一員として、Eさんが考え、母に作ってもらうチューブを利用することで、痰がつまることは「絶対にない」と考えられ、そのようななかでEさんの日常は営まれていたのである。

痰の問題は、従来、筋ジストロフィー病棟の患者やスタッフにとって深刻な問題であり、現在では、吸引だけではなく、肺気道から分泌物を除去するための体位ドレナージや早期からの人工呼吸器や排痰の補助を行うカフアシストの使用など、さまざまな対策がとられるようになった。しかしながら、Eさんにとっては、「自己防衛しかない」問題として捉えられ、独自に考えた吸引チューブを利用することで、自らその問題に取り組んでいた。すなわち、Eさんの入院生活は、近年の進展した医療技術だけではなく、Eさんの自分で自分を守るしかないという強い意志のもと、自ら対策を考え、実践することによって成り立ってきたと考えられる。そうであるならば、Eさんは、ただ単に臥床して吸引を待つ患者というよりも、病棟やスタッフを気遣い、自分のことは自分で取り組もうとする病棟の一員として生きていると考えられる。

第二部

開かれた日常

成人病棟に暮らす人びとの経験

第二部概要

第二部で注目する成人患者のための筋ジストロフィー病棟（以下、成人病棟）[1]は、調査を始める前は、まだ、旧国立療養所の名残のある古い建物にあった。その成人病棟は、正面玄関を通って、奥に続く長い廊下をずっと歩いていくと、重症心身障害児病棟と隣り合わせた場所に位置していた。私が外来に勤務していた頃は、外来患者のカルテを医師に渡す際などに、何回かその長い廊下をひたすら病院の奥に向かって歩き続けて訪れたことはあったが、普段はとても遠い印象のある病棟であった。他方で、その病棟に隣接する作業所では、車いす移動のできる患者たち一人ひとりのデスクがあり、患者に合わせて高さや大きさが調整してあった。そのデスクの上には、家族の写真が飾られていたり、作業療法で作った色とりどりの手作りの作品が飾られていたりして、そのデスクから個々の患者の姿が思い浮かぶような個性的な空間であった。その各々のデスクで、患者たちは日中パソコンをしたり、ミシンで裁縫をするなどして自分の時間を穏やかに過ごしていた。

［1］成人病棟は、患者をA・B・Cチームに分けて、医療、看護を提供していた。Aチームは、原則として人工呼吸器を装着している患者が属しており、その多くは気管切開もしてほぼ全介助が必要であり、医療的処置が多かった。Cチームは、神経難病病棟から転棟してきたALSなどの患者たちが属していた。Bチームは、日中、車いすに移乗し自由に動き回り、食事、排泄、入浴などにおいてのみ一部介助が必要であるが、それ以外は比較的医療的処置の少ない者が属していた。本書で紹介した患者たちは、このBチームに属する。Bチームにはさまざまな病型の患者たちがいたが、調査を行った病棟では、当時約八割が筋強直型の患者たちであった。

調査前のボランティアを始めた当初、病棟に隣接し、さまざまな行事を行うホールを備えたセンターで、納涼会が開催されていた。患者をはじめ、指導員や作業療法士（occupational therapist：OT）などのスタッフや患者の家族など多くの人びとが参加していた。患者会の代表者の挨拶が終わり、乾杯が終わると、にぎわうなか、スタッフは、テーブルごとに置かれたホットプレートの上で、大皿に盛られた肉を次々に焼いていった。周りを見渡すと、電動車いすに乗って気管切開をしている患者も、次々に焼肉を食べていて、とても驚かされた。しばらくするとカラオケが始まり、希望者が次々に出てきて歌を歌い、横で指導員たちが一緒に歌ったり、手拍子をとったりして盛り上げていた。途中、医師や実習中の看護学生も参加して、持ち歌を披露していた。昼休みの時間を使って理学療法士（physical therapist：PT）や作業療法士たちも来て、患者たちに声をかけながらその間に座り、一緒に焼肉を食べながら楽しそうに談笑していた。部屋の後ろには、ストレッチャーに乗って人工呼吸器に点滴をつけた高齢の患者が看護師と参加していて、看護師は「聞こえる？　今、先生が歌っているよ」などと話しかけていた。会の後半に来た看護師長も、ストレッチャーの患者の体調を気にかけながら、患者たちが会を楽しんでいる様子を笑顔で見守っていた。このような病棟のレクリエーションは、ここで暮らす患者たちにとって季節を感じられると同時に、改めて仲間やスタッフ、家族らとの交流を深める大切な行事といえよう。現在ではこのように比較的自由に、院内でスタッフも交えて飲食することは困難になっている。しかし、病棟で暮らす患者たちに少しでも楽しい時間を過ごしてもらえるように、さまざまな行事が季節の折々に患者も含めて計画され、実施されている。

成人病棟の患者たちの年齢構成は、二〇代から六、七〇代と幅広かったが、多くは五、六〇代であった。ベッド上で臥床していたり、気管切開をしていた患者たちもいたが、ほとんどの患者たちは電動車いすに乗って、日中は病棟内や作業室で、各々の時間を過ごしていた。第二部では、患者たちへのインタビュー[2]から得られた生活経験を記述するなかで浮かび上がった「時間」と「他者」というテーマに注目して、各々のテーマについて詳しく語られたOさん、Pさん、Qさんの三名の患者たちの語りを紹介していきたい。

［2］研究参加者たちは、四〇代から七〇代の男性三名、女性二名で、在院年数は一〇年から二〇年に及んだ。彼らの病型は、神経原生筋萎縮症二名、肢体型二名、ベッカー型一名であった。

第四章
入院生活と時間

成人病棟の患者たちは、幼少時に発症し進行も早く、一〇代から二〇代と比較的早期に入院してくるデュシェンヌ型の若い患者たちとは異なり、進行も緩慢なために、学校に通ったり、結婚して家庭をもったり、仕事に就いたりするなど、一般社会で生活を送っていた患者も多かった。そのような地域での生活のなかで、身体機能の低下や、肺炎などが深刻な状態となり入院してくるという。そのため彼らの話には、入院前の、学校へ通ったり、家族と過ごしたりした過去からつながる各々の文脈があり、彼らは、その各々の過去の経験とともに現在の入院生活について話してくれた。すなわち、彼らの入院生活は、入院前からの時間的文脈とは不可分なものとして営まれていた。そこで、本章では、彼らの入院生活について、彼らの生活の時間的な文脈に即して紹介していきたい。

本書で紹介するOさんは、神経原性脊髄性筋萎縮症の五〇代男性で、入院歴は一七年に及ぶ。病院の建て替えに伴い、長年過ごした旧病棟から新病棟への引っ越しを終えたばかりで、多くの患者たちは、まだ新しい病棟での生活に慣れず、落ち着かない状況のなかで、「いいですよ。難しいことは無理ですけどね」と真っ先に研究参加を快諾してくれたのがOさんであった。

Oさんは他患者からも頼りにされ、スタッフからも一目置かれている患者のリーダー的存在であった。日常生活では電動車いすを使用し、食事、洗面などは自力で行い、Oさんの食堂や作業室のテーブルなどには、ハンガーを改造した棒が置かれていて、Oさんの手の動きを助ける役割をしていた。Oさんは、ミシンやアイロン台が置かれている作業室で、入院前の仕事であったという裁縫をしながら日中の多くの時間を過ごしていた。その作業室は、少し懐かしい雰囲気の漂うテーラー屋さんといった感じで、ミシンが二台に、アイロン台、作業台などが置かれていた。Oさんが青春時代に聞いていたような少し懐かしい音楽が静かに流れるなか、Oさんは、ときに指導員の助けを借りながら、スタッフや患者仲間から頼まれたものを繕ったり、自らの刺し子の作品を作成したり、他患者からのいろいろな雑談や相談に静かに耳を傾けていることもあった。また、ある女性患者の車いすのひじ掛けには、デニムのカバーに赤色のかわいい小さな刺繍が施してあり、「可愛いですね」と声をかけると、Oさんが作ってくれたと教えてくれたこともあった。別の若い男性患者お手製の機織り機で織った布を用いて素敵な鞄も作成し、その鞄は、若い男性患者の文化祭への出品作になるという。時折、Oさんが鼻歌交じりに静かにミシンをかける空間にいると、そこには穏やかな時間が流れていて、リラックスした気分にさせてくれた。

Pさんも同じく神経原性脊髄性筋萎縮症の四〇代、入院歴は二〇年である。私が、Pさんと初めてお話ししたのは、ボランティアとして病棟に通い始めて何回目かのことであった。ある日、さりげなく「ちょっとお手伝いしてもらってもいいですか？」と依頼され、Pさんの病室で、先ほど買い物をしてきたという品物を棚の上にしまう手伝いをした。その後も同じように、たまに声をかけられては、Ｐさんの作業室でパソコンからＣＤを取り出すなどの簡単な手伝いをするなかで、少しずついろいろな話をするようになった。Ｐさんの作業室は、パソコンの周囲に花や人形、植物が飾られ、何かいい香りが漂よってくるような、女性らしさにあふれた空間で、初めてお邪魔したときに、とても興味をひかれたのを覚えている。Ｐさんは、小柄な体にもかかわらず、電動車いすで外出も自由にこなし、美容院に行ったり、カラーをしたり、いつも身の回りを小奇麗にしていた。また、病棟で両親のいない青年の姉代わりとして、常に寄り添い、細やかな心配りをしていた。病棟引っ越し当日に、新しい四人部屋にいち早く到着したＰさんは、他患者に「どうぞ」と声かけし、「ほら、まるでワンルームマンションみたいね」とうれしそうに病室を電動車いすでくるりとまわっていた。

また、以下の語りのなかに登場する男性患者Ｒさんと女性患者Ｓさんは、当時、同じ病棟で暮らしていた患者仲間である。

第一節　入院期間を子どもの成長に例える

Ｏさんは、病いを抱えながらも実家が営む縫製工場の多忙な仕事を手伝ううちに、心労が重なり三〇代で入院してきたという。そしてそのまま、生活の場を病院に移したＯさんは、入院してから今日に至る入院期間について、以下のように語ってくれた。

O：まあね、（入院期間が）一七年っていったら（子どもが）生まれてから高校になるかな、子どもの成長に例えて、考えるんだけど。いや三〇年おられるという人がおるけど、三〇年だよ、すごいですよね。本当たまに一七年という月日を考えると、高校一年か、二年生ぐらいか、早いなと思ってみたり、ん……。（Oさん一回目：六）

Oさんは、自分の入院期間の「一七年」について、「（子どもが）生まれてから高校になる」、すなわち、一人の人間が一人前に成長する長さとして経験していた。そして、その一七年という長期の入院期間について語るなかで、さらに長い「三〇年間おられるという人」の存在が浮かび上がったようだ。Oさんは、その「三〇年間おられるという人」のことを「すごい」と感じる一方で、自らの「高校一年か、二年生ぐらい」の「一七年」の入院期間を、「早いなと思ってみたり、ん……」と、必ずしも「早い」とはいえないと捉えていた。すなわち、その「三〇年間おられる」患者に自分自身を重ねると、入院期間は三〇年にもなる可能性をもつものであり、これまでの一七年間は、必ずしも早く過ぎ去ったとはいいきれないと考えているのだろう。

また、Oさんにとって、この入院期間は、「例えて、考えるんだけど」というように、人生のある期間に例えて意味づけたり、「本当たまに［…略…］」と、自分のなかで時折、意識にのぼってきたりするものであった。同時に、「まあ、年数は、皆で何年になるとかよく話す」とも語っていたことから、他の患者たちと共有される、開かれた時間として経験されていた。

もう一人の参加者であるPさんは、二〇数年間にわたって在宅生活をしていたが、側弯による腰痛の悪化をきっかけに、迷った末にこの病棟への入院を決意したという。また入院前後に肺炎を繰り返していたPさんは、入院期間について以下のように語ってくれた。

P：二〇年ちょっとになりますね。結構、長いんですよ。まさかここまで生きられると思ってなかったんですよ。本当に、本当に、本当に、本当に……。（Pさん一回目：四）

Pさんの「二〇年ちょっと」という入院期間は、「まさかここまで生きられるとは思ってなかった」というように、Pさんが入院してから生きてきた時間として捉えられていた。さらにその入院期間について、「結構長い」という言葉に引き続いて、「本当に」がまるで余韻のように幾度も繰り返されていることからも、当初のPさんは、真剣に長くは生きられないだろうという思いを抱えながら、入院生活を送っていたといえよう。

このように彼らは、自らの入院期間を「一七年」や「二〇年」という単なる時間的な長さとしてだけではなく、子どもの成長に例えたり、また、生きてきた時間として捉えたりして、各々意味づけていた。そのような彼らの入院生活は、いかなる時間として経験されてきたのだろうか。

第二節　施設の生活慣れ

Oさんに、現在の入院生活について話を聞かせてほしいとお願いすると、少しの沈黙の後、ゆっくりと考えながら、「いい面、悪い面が、まあ言えばきりがない」、「まあこんなもんじゃないか」と語ってくれた。そして、Oさんが、再び今の生活を「こんなもんだ」と語ったのは、新病棟への引っ越し前に旧病棟に飾られた「ここ（旧病棟での生活）が僕の第二の人生でした」という田中さん（仮名：男性患者）のメッセージが話題となったときであった。

田中さんは、入院してから一〇年になる四〇代の肢体型筋ジストロフィーの患者であった。彼は、普通学校を卒業して一般社会で働いていたが、筋力の低下による身体の不調で仕事を辞めざるをえなかったという。そして、正式に診断が確定されるまで、あらゆる病院から門前払いを受けて、やっとこの病院に入院してきたという。しかしながら、普通の社会で生活してきた田中さんにとって、初めての、しかも長期にわたる入院生活は、おそらくこれまでの人生とはまったく異なったものであったという意味で、「僕の第二の人生」と表現するほかないような生活であったと考えられる。その田中さんの話題から、Oさんは、自身の過去の経験を思い出し、ゆっくりと語り始めた。

O：まあどうしてもね、あれだよね、施設の生活慣れといおうか、もう六年生の夏休みからこういうふうな施設（障害児のための特別支援教育施設）で生活しているけんね。だから別にこの違和感というかね、まあ、大体、集団生活とはこんなもんだというものが、なんかあれが染みついておるんじゃろうね、どっかに。［…略…］家から学校まで歩いて行っていたんだけど、距離があって歩くのも遅くなるし、学校行くと千何人も一五〇〇人くらい、いたんかかな、マンモス校で。まず、階段の上がり下りがしんどくなるし、その生活についていけなくなるって感じになって、その時に、たまたま巡回だったかな。［…略…］それ（施設の院長）がうちにこんな施設があるから来てみんかなということで、その時、巡回でこられたのかな。［…略…］僕も小さいからよく覚えていないけど、六年の夏休みから、中学卒業するまで。だから、それからまた、あとは一年ほど、［…略…］授産センターにも、あそこにも一年ほどおった。だから、こういう生活に対しての溶け込み方というものを知っていたんかな、身についてて。だからね、特別にあれですね、ん、まあ、だから、ここにきても何人か知っている方もおられたりするから。だから、なんか、そういうふうな田中みたいに今まで元気だったものが、スポッとその病院に入ったのと感じがね、多少段階を踏んでいるうちにね、なんかそういう集団生活はこんなもんだという、子ども心にも染みついた何かがあったんかなと思って。［…略…］まあ、子どものころから、なんかそういう生活を多少してきた、なんかあれがある、どっか覚えているのかもしれん、対応力が良かったのかもしれん。まあ、その代わりさみしい思いもいろいろたくさんしましたけど……。

（Oさん　一回目：七）

Oさんは、今の入院生活について、「まあどうしても、あれだよね、施設の生活慣れといおうか」と不明瞭ではありながらも、語り始めてくれた。そして、「もう六年生の夏休み」という早い時期から、「中学卒業するまで」、「あとは一年ほど、〔…略…〕授産センターにも、あそこにも一年ほどおった」。そのため、集団生活に対して、「別にこの違和感というか」と、「違和感」とは断言できない感覚があり、それを説明するために、言葉を変えて、「大体、集団生活とはこんなもんだというものが、なんかあれが染みついておる」、「どっかに」と、まるで他人ごとのように語られた。また、今の入院生活に対して田中さんとは異なる感覚をもっていることの理由を探すように、「だから」を繰り返し、「こういう生活」や「そういう生活」での経験が、「どっかに」、「子ども心にも染みついた何かがあったんかな」、「溶け込み方というものを知っていたんかな」、「身について」、「覚えているのかもしれん」と語られた。

このようにOさんは、幼少の頃より、地域で生活することが困難となり、施設での生活を送るなかで、次第に集団生活に慣れてきたようだ。そのため、Oさんにとって、「施設」での「生活慣れ」は、自分のなかの「どっかに」としか表現できないような、「身」とも「心」ともいえるようなところで、「染みつく」、「溶け込む」、「身につく」、「覚えている」ような曖昧な知覚的経験であった。そのことは、ここでの語りが「といおうか」、「かな」、「かもしれない」と断定的ではない言葉を用いて語られることからもみてとることができるだろう。

また、Oさんが、このような過去の各々の経験を、今の「ここ」や「こういう生活」と子どもの頃や住み込みの「そういう生活」というように、別々の経験として語りながら、他方で、「子どもの頃から何かそういう生活を多少してきた」と、今の生活と地続きにつながる経験としても捉えていた。

このように、Oさんの病棟での日常は、Oさん自身に馴染み、過去の生活の延長のように捉えられていたために、Oさんは、普段の生活について「こんなもんだ」と思いながら過ごしていたと考えられる。他方で、Oさんはこの長年にわたる施設での経験について、「まぁ」を繰り返しながら語ることから、子どもの頃より施設で暮らさなければいけなかった自らの状況を、ある種の仕方のないこととして捉えていたようだ。そのことは、その施設での生活に対する「違和感」のようなものや、田中さんのような感じ方はしていないものの、その代わりに、小さい頃から親元を離れ、「さみしい思いもいろいろたくさんしました」という語りにもみてとることができる。

Oさんは、続く語りのなかで、その「さみしい思い」について、夏やお正月に自宅に戻ったときのことを「母親が迎えに来てくれるのが、本当、前の晩からもう嬉しくて、嬉しくて〔…略…〕家に帰ったらあれをするんだ、これをするんだとね。今度は、こっちに帰るときは何となくつらい感じがしてね……」と、当時の思い出を懐かしそうに話してくれた。

一方、Pさんは、現在の生活において、後述するように、電動車いすでの単独外出などの「動ける」、「今」を重視して過ごしていた。そのようなPさんの現在の生活もまた、過去の経験から導かれたものとして考えられていた。Pさんは、以前、在宅生活を送っていた際に検査入院をして、電動車いすに出会った経験について、次のように語ってくれた。

Ｐ：そこ（検査入院）で初めてこの電動車いすに出会って、初めて出会ったんですよ。今まで自分で動けなかったのが、これに乗ったら自分で動けるじゃないですか（うれしそうに）、なんて画期的（笑）！　そう、そう、そう！　で、その時まだ自分のなかったし、じゃあこの機会に申請して作ってもらったら、家に持って帰ったら、外も動けるしって思って、で申請してもらって、検査入院自体は三カ月だったんですよね、三カ月の間に、そこにあるのを借りて、え、え、自由に動けるようになって、え、全然違いましたね。そう、うきうきでした。（検査入院の）最初は暗い気持でした。でも帰るときはなんか。帰ってから、出来ましたってきたので、届けてもらって、業者さんに。で、家でもずっと、外歩きの時も、少し乗ってたんですけど。はい。（Ｐさん一回目：三）

Ｐさんは、「今まで自分で動けなかったのが」、検査入院で電動車いすに「初めて出会っ」て、「自分で動ける」ことを発見し、「画期的」と大喜びしたという。そして、退院後も、その電動車いすのおかげで、「自由に動けるようになって」、以前の「自分で動けなかった」生活と「全然違い」、「うきうき」だったという。そのように、「家でもずっと」、「外歩きの時も」、「乗っていた」電動車いすは、移動手段としての道具というよりも、むしろＰさんの足、あるいはそれ以上に、「自分で」、「自由に」動けるＰさんそのものとして捉えられていた。そのように「自分で自由に動ける」喜びは、Ｐさんのそれまでの「自分で動けな」い自宅での二〇数年間の生活があったからこそ、より強く感じられたのだろう。

しかし、Pさんはその後、生死をさまようほどの肺炎によって、数か月間にわたって寝込む生活を余儀なくされたという。そのような経験を経たことで、「限られた人生」から「動ける間に」とさらに時間的範囲を限定したなかで「どれだけのことができるか」というように、Pさんにとって「動ける間」というのは、「限られた人生」と同じくらい重要な意味をもっていたといえよう。このように、Pさんにとっては、「動ける」状態と「動けない」状態が過去の経験のなかで繰り返されてきたことから、「動ける」、「今」を意識して、後述するように、電動車いすでの単独外出を重視したり、「待つ」時間さえも有効に使ったりしながら、入院生活を送ってきたと考えられる。

第三節　「自由」に動ける人びと

❖「たまたま今の症状の中で動ける」

第一部で紹介した小児病棟と同様に、成人病棟においても、人工呼吸器の普及によって、病気が進行しても呼吸器を装着して、長期間臥床して過ごす患者が増えつつあった。他方で、電動車いすで動くことのできる患者たちは、日中は、食事や入浴といった病棟の日課以外の時間は、作業室で過ごすなどして、自由に過ごしていた。Oさんも、前述したように、一日の多くの時間をミシンやアイロン台の置かれた作業室で、裁縫をしながら過ごしていた。このように作業室で多くの時間を過ごすOさんにとって、「病棟」とはどのような場所なのか聞いてみた。

Ｏ：まあねえ、人それぞれだよね、ベッドを生活の場にせんといけん人もいるし。まあたまたま今の症状の中で動けるけん、まあ、そういう生活（作業室で裁縫をする生活）ができるわけで。まあ以前（病棟の引っ越し前）も、ほとんど病室におることなんかなかったけんね。ほとんど作業室の方におる時間の方が長かったし。そういう面で、生活のパターンっていうのは変わらんよね。（Ｏさん二回目：一一）

病棟の引っ越し前から、「ほとんど病室におることなんかなかった」、「ほとんど作業室の方におる時間の方が長かった」Ｏさんは、「病棟」という場所について、「人それぞれ」であり、「ベッドを生活の場にせんといけん人」にとっては長時間過ごす生活の場であると捉えていた。そして、その「ベッドを生活の場にせんといけん人」の生活と比べることによって、「今」の自分は「たまたま」、「そういう生活」、つまり、作業室で裁縫をする生活が「できる」状態にあることを自覚したようだ。ここでＯさんは、「今の症状の中で動ける」ことについて、「たまたま」と、まるで偶然かのように語ったことから、Ｏさんにとって、「動ける」、「今」より、本来は不確かであるはずの未来の自分の姿、すなわちここでいう「ベッドを生活の場に」する方が、身近で現実的な姿として捉えられていたのだろう。言い換えると、Ｏさんにとって、今のような作業室で過ごす生活ができなくなって、「ベッドを生活の場にする」ことは、遠い未来の話や他人事としてではなく、やがては訪れる自らの状態として捉えられていたといえる。このように、Ｏさんにとって「病棟」とは、今現在の自分にとっては「たまたま」あまり使用しない場所であるものの、今後、病気が進行して動けなくなり、ベッドを生活の場にしなければいけなくなったときに使う空間として、常に身近に感じている場所でもあったといえよう。

❖「何としても守っていかなければいけないこと」

患者たちは、自由に動ける今の生活をなるべく長く維持していくために、各自でさまざまな注意や心がけをしていた。以前、肺炎によって生死をさまよう経験をしたPさんは、「拾った命っていうか、なんか、これからどうしようかな」と思っていたところ、山口さん（仮名：女性患者）と出会ったという。山口さんは、他の病院を経て、Pさんより遅れてこの病院に入院してきた女性患者であった。仕事をしていた山口さんは、病気になってもしばらくは仕事を続け「自分ができなくなっても、できる部署で精一杯のことをやって」、「自分で、自分の生活を設計」していた人であったという。Pさんにとって、自分とはまったく異なる生活をしてきた山口さんとの出会いは、その後のPさんの生活にさまざまな影響を与えた。その一つに単独外出があった。Pさんは、「外から来られた人っていうのは、皆がもう慣れてしまっていたことが、すごくおかしいんじゃないのというのが、多々多々あるんですよ」と、実際に山口さんが、当時の電動車いすでの単独外出の禁止という決まりに対して、「それはおかしい、そんな自分で判断能力があって、自分で出られるのにそこまで出るのもできないなんて、今の世の中そんなことありえない、どこの病院でもそんなことない」と言い出して、「結局一年がかりで」、「車いすで単独外出、ひとりでも外出できる」ことになったと話してくれた。

Ｐ：〔…略…〕それ（単独外出）ができるようになってから、すごい大きく変わったというか。初めての外出は、すごいドキドキ……。ん、ん（笑）。

私：本当ですね。

Ｐ：でもね、一切責任持たない、個人の責任ですと言われれば、よけいね、しっかりしないと、とね、何かあったら大問題になりますからね。すごい、緊張しますよ。……そうそう、だからこれもね、……病院が駄目だと言われたらもう終わりですもんね。だからこれは何としても守っていかなければいけないし、事故がないように。ん、ん。だから無謀なことはできないですよね。今日の体調を見ながら、今日はここまでだなと。（Ｐさん二回目：六‐七）

Ｐさんは、山口さんの働きかけで、やっと獲得した単独外出に関する決まりによって、生活が「すごい大きく変わった」「初めての外出は、すごいドキドキ」と話してくれた。そして、そのような単独外出ができる生活を「何としても守って」いくために、その外出については、「何かあったら大問題になりますからね」、「病院が駄目だと言われたらもう終わり」と捉えていた。それゆえに、「すごい、緊張しますよ」、「事故がないように」、「無謀なことはできない」、「今日の体調を見ながら」と細心の注意のもとで外出を実施していた。このように、Ｐさんは単独外出に関する決まりを維持していくために、さまざまな制約を自らに課していた。すなわち、Ｐさんの生活は、今現在の単独外出による自由を未来に向けて維持するために、制約が課せられ、また、その制約下において自由が要請されるというように、自由と制約が裏表一体となって相互に繰り返すようにして成り立っていた。

第四節　職員の流れに合わせてこっちが動く

入院生活のなかで患者たちは、作業室で裁縫をしたり、電動車いすで単独外出をするなど、各々が自由に過ごす自分の生活をもちながら過ごしていた。他方で、患者たちは、筋ジストロフィー病棟におけるさまざまな医療的管理下にあり、そこでは、食事やトイレの時間などの病棟独自の日課に沿った生活をすることが要請されていた。その際に、患者全員に何らかの介助が必要なために、食事などの時間を患者は「待たされる」。しかし、そのような時間についても、彼らは「待たされる」こととしてではなくて「待つこと」として語り、ただ「待たされる」だけの受動的な時間を過ごしてはいなかった。

たとえば、Pさんは「待つ」時間を無駄にしないように、「有効に使う」、「細切れに何を入れていくか」、「工夫すればもっとできる」などと考えて、その「待つ」時間に手紙を書いたり、メールをするなどの工夫をしていた。そのことからも、彼らは「待つ」時間を自ら主体的に使っているといえるだろう。「待つことも〔…略…〕患者の仕事」というOさんの語りには、その態度が象徴的に表されているといえるだろう。このような患者の主体性は、以下のような、「全面介助」という状態に関する語りからもみることができた。

Oさんは作業室での仕事は、入院前に働いていた縫製工場の仕事と比較して、「自分のペースででできる」点が異なると語ってくれた。この「自分のペースでできる」ことは、集団生活である今の入院生活においても重要となってくると考えられるが、Oさんにとっての集団生活について、改めて以下のような話の流れのなかで聞いてみた。

私：（以前の話で）施設の生活慣れ、集団生活の経験が身体にしみついているから、今の施設の生活に、まあいろんな所があるからしょうがないということがあったんですけど、ここで集団生活というと？

O：どうしても全面介助とかになるとね、やっぱり職員の流れに合わせて、こっちが動かないけんということになる……。んね（沈黙）。（Oさん二回目：二）

Oさんは、集団生活について、「全面介助」になって、「職員の流れに合わせ」なければならなくなったときの生活であると語っており、作業室で自由な時間を過ごすことのできる現在の生活については集団生活として捉えていないようだ。すなわち、Oさんにとって集団生活とは、日々の生活を「自分のペースでできない」ことを意味していた。また、「全面介助」の状態の人とは、前述した「ベッドを生活の場にせんといけん人」と同じ意味であるが、ここでは、「全面介助とかになるとね」、「こっちが動かないけん」というように、「全面介助」の状況を、遠い未来や他者のことというよりも、Oさん自身のこととして捉えていたといえよう。

また、ここで、「全面介助」という動けない状態にありながら、「こっちが動かないけん」と語っていることに注目してみたい。一般的に「全面介助」とは自分では動けない状態を意味するが、病棟で現在「動ける」Oさんにとって、身体的にはたしかに動くことはできないが、それはされるがままという受動的な状態ではなく、意識上では職員に「合わせる」という能動的な働きをする状態として捉えられていた。またOさんにとって「動ける」こととは、必ずしも今現在の電動車いすで自由に「動ける」身体の状態だけではなく、全面介助の状態になってもなお、「動ける」としか語ることのできないような、その人が自らの意思で生活し、生きている状態そのものとして捉えられていると考えられるだろう。

第五章
同病者と暮らす入院生活

筋ジストロフィー病棟の廊下の先にある作業療法棟は、車いす移動できる患者たちが、日中の多くの時間を過ごす場所である。ある日の午後、知的障害があり、父親とも、そして同じ病気を抱えていた母親とも死別した青年患者が、作業室の片隅にあるCDプレーヤーでお気に入りの歌を流しながら、大声で歌っていた。その大きな歌声をバックに、作業療法の一環である七宝焼き教室に参加している患者たちは、たんたんと、文化祭に出品するための作品づくりに取り組んでいた。別の作業室の一角で、パソコンの作業をしていたPさんは、大声で歌う青年患者について、「……なんか、こう愚痴っていうかね、ああだ、こうだってそういうのが多いじゃないですか。そんな中で、ある年配の患者が「彼がいることでなんか癒しになりますよねー」って。何も利害関係も、何もなくって……」と青年患者の存在が、病棟で皆の癒しとなっていることを話してくれた。そこからは、同じ病気の仲間が長期にわたり、同じ病棟の中で生活することにより、互いにそっと思いやり、気遣う関係があると感じられた。

本章では、自らの療養生活について、家族や隣のベッドの患者、退院する患者やその家族、また亡くなった患者などのさまざまな他者との経験を通して語ってくれた、Qさんの経験を紹介していきたい。Qさんは、肢体型筋ジストロフィーで七〇代の女性で、入院歴は二〇年に及ぶ。お話をうかがうと、いつも「……なされました」、「……おっしゃいました」など、美しい日本語で穏やかに話されるのが印象的な方である。Qさんは入院してから今日まで、病院の提供する編み物教室で、手編みを習い続けている。Qさんの作業室にあるテーブルは、大小さまざまな小箱や布袋に入ったいろいろなものが整理されており、Qさんの几帳面な性格がみてとれた。食堂で会うと決まってテーブルの上のお菓子を「これ持って行って」とそっと差し出してくれるため、私も童心に戻り、まるでやさしい祖母といるような雰囲気にさせられる人である。入院して二〇年になるというQさんは、その入院に至るまでの経験について、ゆっくりと語り始めてくれた。

第一節　妹も解放してあげないといけません

Qさんは、「小さい時はね……まあ普通の友達よりは、ちょっと弱いところがあるなって言うぐらい……。だから普通に学校は出させてもらった」という。その後、仕事に就いたものの、体調の悪化により仕事を辞めることになり、その際に勧められた検査入院で診断を受けた。当初は、「診断が下されても、まだ自分はこんな病気じゃない」と否定してきたが、徐々に自らの病いを受け入れるなかで、主治医からこの病気は「あの指先のね、機能がまだ最後まで残ると思うから……今のうちに何か手先に身につけとったらいいと思うよ」と言われて、二年間、障害者の職業訓練施設で過ごした。しかし、実際にはそこで残って仕事をするには、「注文受けての期限が……とてもじゃない」から兄妹の世話になることにしたという。当初Qさんは、兄宅で世話になるつもりだったが、頼りにしていた兄が病いで亡くなった。そのため、「まさか、あちこち引っ越すなんて、思ってもいませんでした」と語るように、兄妹宅を行き来したり、また、その間にも、体調を崩して入退院を繰り返したりしたという。

Q：［…略…］お義姉さんもそんなに体調のいいあれじゃなかったから、私を看させてもいけんし、迷惑が。お義姉さんが居場所と言ってくれましたけど、私も不安でしょう。それより（自分の）子ども育ててくれんと、一番の願いはそこですから。私はあれだからと言って、妹のところにまた行きました。ええ具合に、できてましてね、今度は、妹のところの子どもが、まあちょうど入学しなくちゃいけなくて、「お姉ちゃん、家も留守してほしい」と、そんな風に何かしら守られている。で、すぐそこで、（入院先の）病院の先生が言いましたかね、私はちょっとあれな時期があったって、何だかよく頭が混乱して、看護婦さんもいろいろと良くしてくれたけど、生活の記憶がよく覚えてない、宙ぶらりんの生活、寝たきりになってたけん、初めてでしたから、そういう動きがつかない風になってたからね。［…略…］それで（入院先から妹の）家に帰って、そこの主治医さんもとてもよくして下さって、「こんなの繰り返したらいけんけん、今度はどこかにね、あれのところに入りなさい」って、あの先生が（病院に）行くごとに言いよった。妹も自分もだんだん年とるけん、（妹がある日、私の主治医に）「一〇年は看てやれるかもしれませんけど」と言ったのが、聞こえましたわ、一〇年というのが。妹も解放してあげないといけません。それ以前から世話かけてるからね。［…略…］いや、ほんに兄妹もいなくて、あれしちょったら、今頃どうしちょっただろうなと、ふと思う時がありましたけど。（Qさん二回目：一〇）

Qさんは、頼りにしていた兄が亡くなった頃には、「もう頼らんとできない身」になっていたために、「私を看させてもいけん」と、兄宅を出なければいけないという状況をかなり切羽詰まった問題として捉えていた。それはまた、「お義姉さんが居場所と言ってくれましたけど」と、義姉の自分への気遣いを感じたからこそ、「……（しないと）いけない」と強く自分に言い聞かせることによって、兄宅を出ることにしたのだろう。しかし、そのようななかで、Qさんは妹の家に呼ばれ、自分の居場所が見つかったことに対して、妹に対する感謝の気持ちだけでは十分に表せない、「ええ具合に［…略…］そんな風に何かしら守られている」としか語りえないような、深い安心感を得たといえよう。

また、Qさんは当時、兄宅と同様に、妹宅へも「留守してほしい」と、家の手伝いを頼まれて行っているることに注目してみたい。Qさんは、単に、兄妹の世話になるだけではなく、「妹のところの子どもが、まあちょうど入学しなくちゃいけなくて」と考え、また、そのような妹の手伝いを頼まれることで、各々家庭をもつ兄妹の家で、自分のことを「負担」と思わずに済むだろうという兄妹からの配慮も感じていたのではないだろうか。それはまた、兄妹のなかで一人難病を抱えるQさんの病気が、子どもたちの世話くらいはできる程度のものであることも、Qさんを含めた兄妹の間で共有されていたのではないかと考えられる。しかし、別の語りで「だんだん〔…略…〕えらくなってきたし、兄妹の子どもたちもまあ〔…略…〕向こうの方がしっかりしている」というように、子どもたちの世話をすることすら次第に難しくなってきたが、それもまた兄妹間の暗黙の了解として、Qさんの兄妹の世話になる生活は、当分の間は続けられていたと推察される。しかし、妹の「一〇年は」という言葉によって「看られる」という現実が表出されたときに、「妹も解放してあげないと」とQさんは妹宅に居続けることができなくなったのだろう。

このように病いを抱えたQさんが兄妹の世話になった当時の経験は、単に世話になったというだけではなく、兄妹からの配慮を感じながら「何か手伝いができれば」と願う一方で、実際には次第に手伝うことが困難になるなどの幾層にもなる経験から成り立っていた。

第二節　私の生活って意外とね、トントントンといってる

Qさんは、兄妹の世話になったり、入退院を繰り返していた頃、ある信仰に出会ったという。当時Qさんは、たとえば、診断のために病院に行った際に「自分ではなんせどうにもこうこう思っても動くことができないから、周りが言われるままに」と語るように、「自分」を十分に出せない状況

下にあった。よって、「自分の信仰を持ってみたい」と思っていたQさんは、「入院生活っていうと、そういうこと（信仰）が必ずどこかで話が出る」なかで、信仰をもつにあたっては、「それなりに私なりに考えて、自分の思いを巡らしたり、どういうことかとちょっと調べさせてもらったりしたら、なるほどと思って、そしたら、自分が日頃思ってることと一致したことがあったけん、それで、いや学んでみよう」と決心したという。

Q：自分もその人（友人）が（信仰を）押してくれる前から、自分も、自分もいい加減、自分のあれを持ってみたいというのが、自分の信仰、自分のですよ、親から受け継いだのじゃなくて、自分の信仰をもってみたいというのがありました。入院生活っていうと、そういうことが必ずどこかで話が出るわけですね。［…略…］だから、それなりに私なりに考えて、自分の思いを巡らしたり、どういうことかとちょっと調べさせてもらったりしたら、なるほどと思って、そしたら、自分が日頃思ってることと一致したことがあったけん、それで、いや学んでみようかなって言ったんです。そういうこと。だから、たぶんね、今でも思うんです。私、周りの者は、こんな病気、ならんでしょう、それで、ついにそういうあれに入り込んだろうかなと、思い込んでるのが多いんじゃないかと、思わんでもない、（周りの者はEさんの入信について）何にも言いませんもん。兄は……（信仰について）全く知らない人だからいい顔しないだろうから、一応、こういう（信仰を）さしてもらいたいんだけどと言って、兄夫婦には了解得ましたけど。兄は芯があるから、同じするならすることはせえと、ついにそのまま亡くなりましたけど。義姉さんは、なんで相談しますか、自由じゃありませんかって言ってくれたから、あれ意外だなと思って。だけ、私の生活って意外とね、みな自分が思っているよりトントントントンといってるから、何かこれでいいのかしらと思う。

（Qさん　一回目：八-九）

Qさんは、「その人」の勧めや、「入院生活っていうと、そういうことが必ずどこかで話が出る」状況のなかで、「自分もいい加減、自分のあれを」、「自分の信仰、自分のですよ、親から受け継いだのじゃなくて」というように、「自分」の信仰をもつということを重視していた。それは、別の語りで「自分ではなんせどうにも、こうこう思っても動くことができないから、周りが言われるままに」と語られているように、病気を抱えていたQさんは、日常生活においては「自分」を十分に出せない状況下にあったようだ。そのために、以前から「持ってみたい」と考えていた信仰に関しては、「自分」で決めることが重要であったのだろう。このようにQさんは、信仰するにあたっては「自分」を重視しながらも、続く語りでは「周りの者」や「兄」、「義姉」などの他者について語られていたことに注目してみたい。

「こんな病気」にはならない「周りの者」は、「病気」を抱えるQさんに対して「何にも言わない」ことから、Qさんは、「ついにそういうあれ（信仰）に入り込んだろうかなと、思い込んでるのが多い」と思ってきたという。とくに身近な兄も、信仰について「全く知らない人だからいい顔しないだろう」と考えていたようだ。しかし、実際には、兄は「芯があるから、同じするならすることはせえ」と言い、また、義姉も「なんで相談しますか、自由じゃありませんか」と話したことで、「兄夫婦の了解」を得られた。そのために、当初、自分が信仰をもつことに対して兄夫婦の了解を得ることは困難であると考えていたQさんは、「あれ意外だな」と思ったという。

そのように自分の信仰をもつことに対して、兄夫婦の了解を得られたことから、Qさんは、「私の生活って意外とね、みな自分が思っているよりトントントンといってるから、何かこれでいいのかしらと思う」と語られた。この語りから、Qさんにとって、自分の信仰をもつだけではなく、そのことを兄夫婦から認められたことによって、Qさん自身の生活がうまくいっていると考えられていたことがうかがえる。そのように考えるQさんの信仰とは、生活そのものでもあり、その生活は「意外と」、Qさん自身が「思っているより」、「トントントン」と自然にうまく運んでいるものとして、すなわち、Qさんの力が及ばないところで、何か大きな力が働くことでうまくいっているものとして捉えられていたようだ。

以上のことから、Qさんが信仰をもつためには、自分で決めることがまずは必要不可欠な条件であったがそれと同じくらいに、周囲の人、なかでも兄夫婦の了解もまた重要なことであったと考えられる。すなわち、現在Qさんが送っている他者と共に暮らす療養生活のなかでは、個人的世界である信仰においても、それは決してQさんだけに閉じられたものではなく、周囲の人びとへも開かれており、彼らから理解されることが望まれていたといえる。Qさんにとっては、自分の信仰を他者に理解されることによって、「自分で」決めたことが確たるものとして成り立つのだといえるだろう。

第三節　何だか居させてくれそうだった

妹宅を出て、入院を考えていたところ、当時の主治医の勧めによって筋ジストロフィー病棟を初めて訪れたQさんは、「その頃はね、今みたいに電動車に乗ってる人はほんの数人、あまりいません。皆、普通車でした。ほとんどが。歩いている人も多少だから、のどか、本当のんびりしてましたよ」と当時の病棟の印象とともに、以下のように語ってくれた。

私：ここ（筋ジストロフィー病棟）に入る時は、「ここでずっと」っていうような気持ちで入られたのですか？

Q：それが、そんなことはわからずに、来たんですよ。っていうか、そんなわからずに来たんですけど、何だかよさそうだったから、何だか居させてくれそうだったから、私ももうそろそろ、家族も安心ですし、私も安心、またあっちこっちいうのも大変。それで今日まで、お世話になりました。本当にここたずねさせてもらって、よかったと思います。

私：とりあえず、その当時はお家で過ごすのが大変だから？

Q：いつまでとか、そういうのは何もなくて、ただ「ここに来なさい」って言って来たんですよ。そしたらね、ああこんな風に作業したりとか、こんなことは何にも知らずに来たんですよね、知らずにとにかくまあ、判定して下さった先生が「ここに入るには、なんとかっていう手続きをしてきて下さい」って言われたので、それして来ましたので。だから、そのままもう。よかったですよ。（Qさん 一回目：四-五）

Qさんは、筋ジストロフィー病棟への入院に際して、「（入院期間も）わからずに」、「何にも知らずに来た」という。そして、「何だか」と明確な理由はないが、「よさそうだったから〔…略…〕居させてくれそうだったから」入院してきたという。このようなQさんの入院は、「ただ「ここに来なさい」って言って来たんですよ」と、後述された「判定して下さった先生」、すなわち、当時の主治医の勧めであったと推察されるが、ここでは、その誘いの声が誰がとはとくに語られていない。そのことから、この「ここに来なさい」という言葉は、主治医のものでありながら、同時に、「私ももうそろそろ、家族も安心ですし、私も安心、またあっちこっちいうのも大変」というように、妹宅を出ていかなければならないと悩んでいたQさん自身の強い思いでもあったのだろう。

このように、入退院の繰り返しや兄妹宅を行き来した経験から、Qさんにとって、入院当初のQさんにとっての入院施設は、とりあえず、兄妹に負担をかけずに、すぐにでも入院できて、しばらくいさせてくれる居場所になることが重要であったと考えられる。そうであれば、ときに「収容」と否定的に捉えられてきた患者の入院（伊藤 二〇〇八、二〇一〇、山田 二〇〇五）は、病棟開設当初、親が病院にわが子の治療と教育を求めたように、病いを抱えて一般社会でのさまざまな経験を経た患者たちが求めて辿り着く、「居場所」という意味ももつものであるといえよう。

第四節　そうありませんように

Qさんは、以前、社会で働いていた経験もあり、病気で全身の運動機能が低下しながらも、兄妹宅で手伝いをしていた。また、いろいろな病院で入退院を繰り返していた際にも、まだ歩行もできて、身体の自由が利いていたために、「身体拭いて着替えぐらいさせてあげることくらいできるわね」など、他患者の手伝いをしていたという。しかし、今では、筋力低下も進行し、電動車いすで動くQさんには、以前のように、他者を直接に手伝うことは不可能となった。しかし、Qさんなりに、スタッフや他患者を気遣う様子が入院生活の至るところでみられた。

Q：［…略…］軽症な人は、この頃はもう本当にいないですから、どうしても手がかかる。ブザー押しても、もうちょっと早く来て下さっていたのが、だんだんだんだん、あの（看護師に）まだ来てもらえない。まだ、まだ、私たちみたいに、体交（体位交換）とかちょっとおトイレに行きたいなんていうのはまだいい、ですが、あれが本当、あの痰のその人たち（機能低下により喀痰が自力で困難な人）と一緒の生活でしょ。今、私はメグミちゃん（仮名：同じ病室の女性患者）、隣でしょ、えらげなね、ゴロゴロと。まあ、今現在は、自分で、間で、看護婦さんに手助けしてもらったり、自分で、寝てやってらっしゃるようだけど、それが一晩、いえばオーバーかもしれません、日によってあれですよ。だから、そういう人が呼んだ時に、あんな状態だったら、何かすごくね、あの不安な。自分は、今、現在はないけ、まだ大丈夫だけど。でもそういう時、全然吸引してなくても、急に胸が苦しくなるときだってあるじゃないですか、ここにおっても多少ありましたけ、部屋が多少ゆったりして、看護婦さんが、すぐ来て下さって対応して下さったから、まあね、大したことはなくって、ここまで来れましたけど。今の現状を見ちょると、大丈夫かなと思ってね、そういうことがあったらいけんなと思って、そうありませんようにと願っておりますけど……。（Qさん二回目：四）

筋ジストロフィー病棟に入院しているQさんたちにとって、体位交換やトイレなどの生活のさまざまな場面で、スタッフの介助を「待つ」ことは日常茶飯事であった。しかし、Qさんは、「軽症な人は、この頃はもう本当にいない」と近年の患者たちの重症化に伴い、「どうしても手がかかる。ブザー押しても、もうちょっと早く来て下さっていたのが、だんだんだんだん、あの（看護師に）まだ来てもらえない」病棟の状態を話してくれた。そのようななかで、Qさんは、「えらげなね、ゴロゴロと」と、機能低下により喀痰が自力で困難な人たち、とくに隣のベッドのメグミさんのことを心配していた。そのメグミさんへの心配から、「まだ、まだ、私たちみたいに、体交とかちょっとおトイレに行きたいなんていうのはまだいい」、「自分は、今、現在はないけ、まだ、大丈夫だけど」と、現在のQさん自身の状態も自覚された。すなわち、Qさんにとって、メグミさんは、単に隣のベッドの喀痰が困難な患者というだけではなく、将来のQさん自身の姿に重ね合わされていたといえよう。そして、また、メグミさんの「今の現状」に戻って、「大丈夫かな」、「そういうことがあったらいけんなと思って、そうありませんように」と事故につながらないことを願っていた。このように、Qさんの入院生活は、隣のベッドの具合の悪い患者を心配するなかで、他者に将来の自分の姿を重ねたり、今の自らの大丈夫な状態を確認したりしながら、これまで通り他者を気遣って生活していた。

以上のように、これまでの人生においてQさんが行ってきた他者に対する気遣いや配慮は、自ら動けなくなった現在でもなお、Qさんの態度やふるまいにおいて生き続けていた。

第五節　同じテーブルで長いことお食事をしていた仲間との別れ

繰り返し述べるように、筋ジストロフィーは進行性の疾患であるため、患者たちの多くは一度入院すると生涯病院で過ごすことになる。第四章第二節で登場した田中さん（仮名：男性患者）は、調査を始めた頃、珍しく、退院して在宅で生活を始めるということで、Qさんは、その田中さんについて、以下のように語ってくれた。

Q：［…略…］こんな風にね、自活しますってね、出て行った人は、まあないですね。みんな、外泊とかいうのはあっても、これはね。後は生涯ここにおられる。その生活してみたいと思う人もおられましょうけれど、それなりのあれがあるから、決心はなかなか、し難いでしょう。あの方（田中さん）は、ご両親がまだお元気だし、年齢的にもまだ、まあいろいろあって、決心された。（小声で）

私：Qさんが入られたのは、年齢的には田中さんよりも、もっともっと後ですよね。

Q：この間ね、だいぶお世話になったけ、ご挨拶させてもらいました。そしたら、一〇年だって言われました。一〇年、私より半分弱ね。でもね、そういう、やっぱりね、あの私たちもね、まあ今回の場合は、良いあれなんだから、明るく見送ってあげたいいう、あれじゃぁありますが、やっぱり、長年一緒に生活して家族みたいにして、生活できた人だから、やっぱ寂しいし、本人とは寂しいばっかりじゃなくて、やっぱり、これも同じことでしたけど、あの、ご家族とももう会えない、また、会うかもしれませんけど、ああいう寂しさが、やっぱあります。自分のあれじゃないですけど、自分の身近なものじゃなくっても、やっぱり、お母さん、お父さんと会えないんだなと思うと、やっぱり、寂しい。

私：本人だけじゃなくて、そんな思いも……。

Q：私たちの今までの見送り方は、本人がいなくなってご家族も足が遠くなるから、そういうあれじゃったんだけども、今度はそうでもあっても、家族とも会えないと思うと、すごく寂しかった。そんな何回も経験してきた。で、ひょっこり、何かでまた来て下されば、会えた喜びがね。（Qさん二回目：一）

Qさんは、田中さんの入院期間を「一〇年だって言われました」、そして、その「一〇年」を、「私より半分弱ね」と、自分の入院期間をもとに表現していることから、Qさん自身の一〇年前の状況や、その頃の入院生活に対する気持ちが想起されたのかもしれない。そのことによって、後述されるように「私はああ思った気持は、よぉわかりますから」と、田中さんの退院に理解が示されていた。このように、Qさんは、田中さんの退院に理解を示しつつも、繰り返し「やっぱり、寂しい」と、寂しい思いはぬぐいきれなかったのだろう。

Qさんは、このように田中さんの退院に際して、「長年〔…略…〕家族みたいにして、生活できた人だから〔…略…〕寂しい」と感じ、また、田中さんの両親に対しても「お母さん、お父さんと会えないんだなと思うと、やっぱり、寂しい」と感じていたという。このRさんのご両親は、Qさんと同世代であり、また遠方に住み、年に数回しか面会に来られないにもかかわらず、「お父さん、お母さん」という親しみのある言葉で語られることから、田中さんと共にQさんにとって身近な存在として捉えられていたようだ。すなわち、田中さんとの別れは、田中さんのご両親との別れでもあり、Qさんにとって田中さんとは、田中さん一人ではなく、ご両親を伴った田中さんとして存在していたと考えられる。

そのような田中さんについて、Qさんはさらに、以下のように話を続けてくれた。

Q：あの方はね、同じテーブルで長いことお食事してましたし、それで、昼休みしない人（午睡をしない）でしたから、ほとんど。私もずっと起きてましたし、何したわけではないけど。

だけん、そんな深い会話はないけど、ちょんちょんちょんと、ちょこちょこ、ちょこちょことね、私のあれのことをちょっとばかり教えて下さったりとか、そんな風にして下さったりとかね。じゃけん、ご両親もみえたら、あの人たちお食事されたりしておったけど、私たちにもちょっとその中に参加しなくても、ちょっと何か届けて下さったりとか、そんな風に親切にしてもらっとったけんね。でもね、私はああ思った気持は、よぉわかりますから、まあ、あなたの悔いのないような道を選んでください言うて、見送りしました。（Qさん二回目：三）

Qさんは、田中さんについて、同じ病棟で長く暮らしてきたうえに、「同じテーブルで」毎日三回の食事をし、お互いに「昼休みしない人」であったため、皆が午睡のためにいない静かなホールに残っていた仲間としても捉えていた。また、親子ほど年齢差もあり、性別も異なる田中さんとは、「そんな深い会話はないけど」「ちょんちょんちょんと、ちょこちょこ、ちょこちょことね、私のあれのことをちょっとばかり教えて下さった」と、簡単なやり取りをするような関係でありながらも、親切にしてもらったと捉えていたようだ。すなわち、Qさんにとって田中さんの退院は、田中さんが単にいなくなるというだけではなく、毎日の三回の食事のテーブルや、午睡の時間のホールからも田中さんがいなくなることであり、それは田中さんとの間で続けられてきた生活自体の変更も余儀なくされるということであったといえるだろう。

第六節　日頃忘れかけちょった人が、ふっと姿そのままが浮かんでくる

前述したような田中さんたちとの別れから、「ちょっと数え、数え切れないですね」、「こんなに見送ったかな」と、他の患者たちとの別れ、すなわちほとんどが死別という形をとった別れが想起され、そして、そのような亡くなっていった人びととの死別後の経験が浮かび上がってきた。

私：二〇年もいらしたら、いっぱい、先輩たちを見送ってきたということですよね。

Q：ちょっと数え、数え切れないですね。

私：でもそうですよね。

Q：はっきり記憶に残る人と残らない人といろいろで、でもね、数えてみてっておかしいが、振り返ると、こんなに見送ったかなっていうあれですね。また看護師さんでも異動があるから……。

私：今は、家にいても家族は核家族で、親戚も遠いので（家族すら見送らないこともあるなかで）、それって改めて、すごいことですね。

Q：まあ、そのうち自分たちの肉親でも、身近なものでも失ったら、当然寂しいね。何とも言えん気持ちでね。でも、そういったら、いつも、いつも沈んでもおられないから、そのうちにそういうあれが、乗り越えて、寂しさが遠のいてきますでしょ。けど、同じようにそ

うなるんですけど、ここでもね。あの人、あの人と話題になってたのが、だんだんだんだん話題が遠のいて。でも、あの音楽が流れてきたり、皆さんがしてくれるカラオケだったら、歌をしておる時に、その亡くなった人の好きな歌が流れる時があるでしょう。「好きだったなーあの人が」って思いだされて、日頃忘れかけちょった人がふっと姿そのままがこう、浮かぶ、浮かんでくることがありますね。ああ、皆が忘れかけてたけど、私のとこに、残っちょったかなーって。

私：すごいですねー、んー……。

Q：でも不思議とあれですよね、こうー、あの笑顔とか、そういうのが多いですよね。その人の、思い出されると、ね、にっこりされたり、ああいう表情ね、あんまり沈みこんだのは少ないね。それが救いですね。（Qさん二回目：二）

Qさんは、病棟仲間との死別の経験について、「自分たちの肉親や、身近なもの」を失った際には、「当然寂しいね。何とも言えん気持ち」になることを挙げて、病棟仲間の死別の際も「同じようにそうなる」と感じていた。つまり、Qさんにとって病棟仲間とは、「肉親」や「身近なもの」と同等な関係にある人たちとして、捉えられていたのだろう。その身近な仲間が亡くなり、その人のいない生活が再開されて「寂しさ」や「だんだんだんだん話題が遠のく」なか、その人の好きな音楽やカラオケの歌が流れてくると、「好きだったなーあの人が」とその人が思い出されることがあるという。そのようななかで、「私のとこに、残っちょったかなー」と、その人を忘れたわけではないことを自覚して、安心していたようだ。また、「でも不思議と〔…略…〕あの笑顔とか〔…略…〕それが救いですね」というように、亡くなった人が「笑顔」で思い出されることは、別れの「寂しい」経験だけではなく、同じ病いを抱えるQさんの将来に対する不安や恐れにとって代わって、「救い」をもたらしてきたといえるだろう。このような別れによる寂しい経験と、その後の更新された生活のなかで、亡くなった人を思い出すような経験が循環されながら、病棟での同病者との生活が成り立ってきたといえる。

以上のようにQさんは、病棟で出会ったさまざまな人びととの経験を語りながら、二〇年になる入院期間を、「本当知らん間になっておりました。どうもしておりませんでしたがね」とあっという間だったと語った。そして、「でもこれ、もしかね、ここ来なくって……まあどこかに入れられたとしてもね、ここまではね、頑張られんかったかもしれないなと思います。ここは、〔…略…〕はい訓練です、はい作業です〔…略…〕（と）半分はあれ（強制的）ね。ね、そのおかげで何とかやってきて、今、規律正しいっていおうか、ね、そういう生活をさせてもらったおかげだと思います。あれが、ただ好きなようにしちょったら、やっぱり、体調もうまくいかんかったんじゃないかなという気がします。私やっぱり、ここ来させてもらってよかったわって思って」と、さまざまな葛藤を経たQさんの「今」の心境を語り、自らの二〇年になる入院生活を意味づけていた。

第三部

筋ジストロフィー病棟の患者たちを取り巻く人びとの経験

第三部概要

第一部と第二部では、筋ジストロフィー病棟に暮らす患者たちの経験を記述してきた。そこでは、患者たちは、進行性の疾患を抱え、さまざまな支援を受けなければならないという医学的対象者として存在する以前に、スタッフや家族などとのかかわりのなかで、病棟での日常をいきいきと営んでいた。そうであれば、患者たちの病棟での生活は、彼らの経験だけではなく、看護師をはじめとするスタッフや家族の経験からもみていくことによって、より詳細に理解されることになるだろう。よって第三部では、筋ジストロフィー病棟の患者たちを取り巻く人びとの経験として、看護師と母親の経験に注目して記述していきたい。

第六章　筋ジストロフィー病棟で働く看護師の語り

筋ジストロフィー病棟における看護は、多職種チームのなかで、おもに患者の医療的処置と日常生活援助を担ってきた。たとえば、患者の体位交換は「ミクロの看護」と呼ばれ、看護師は、数ミリ単位の体位交換を、夜間でも一－二時間おきにするなどの援助を実践していた。近年では、医療技術の進展に伴い、人工呼吸器などに関する高度な医学的知識や技術が要請されるなか、看護師たちは、患者たちの苦悩や葛藤に寄り添いつつ、彼らと共に日々奮闘していた[1]。

ここで取り上げた看護師Jさんは、筋ジストロフィー病棟に勤務して十数年になるベテラン看護師である。当初、小児病棟の研究参加者である患者たちが所属するチームの看護師二名にインタビューを実施したところ、彼らは、偶然にも共通してある一人の先輩看護師の名前を挙げながら、各々異なる患者のエピソードを話してくれた。その先輩看護師がJさんである。一人の看護師は、

[1] 近年、フィールド調査を通じて看護のあり方を丁寧に探究する研究も始められつつある。小村（二〇一一）は、エスノグラフィーを用いて、不安を抱える患者と看護師たちの相互作用を明らかにした。また、菊池（二〇一二）は、参与観察とインタビューを行い、看護師の臨床状況に対する構えの構造を記述した。

ある重症患者が亡くなる数日前に、危険性が伴うために何年も実施できていなかった入浴をJさんが提案したことについて「今、この状況でそれが言える」、「そういう風に考えられる、Jさんはすごいなぁと思いました」と語ってくれた。Jさんはおもに重症患者の担当をしていたが、たまに私が調査をしていたチームにもベッド移乗や注入などの応援に来ることもあり、その際には、患者への声かけや機敏な動きにいつも感心させられていた。そこで、Jさんにインタビューを依頼すると、快く引き受けてくれた。

第一節　希望か、生きがいにつながるもの

インタビューに際して、筋ジストロフィー病棟の看護や看護観について、具体的な患者のエピソードなどを交えて語ってもらうように依頼した。するとJさんは、「私も……まあやっぱり心に残る患者さんってまだまだおられるんですけど。私は……呼吸器つけて寝たきりの患者さんの方のチームが長かったんですよ。……なので、そういう二四時間呼吸器で寝たきりっていう人の話になっちゃうんですけど」と言って、語り始めてくれた。少し長くなるが、ここでは、Jさんの語りを紹介していきたい。

J：私の、あの、前、受け持っていた患者さんが、男の人がおられるんですけど、その人二三

ぐらいだったかな、それで亡くなられたんだけど。その方、〔…略…〕最初はもちろん車いす乗ったりしとられたんだけど、二四時間、その人は鼻マスクで最後までいきました。それで、ずっと寝たきりだけど鼻マスクしながら、ご飯も食べてたっていう人で。で、ご飯も、あの、保育士さんに行ってもらったり、朝は看護師が行ったりっていう感じで、まあ時間かけながら食べてたんですけどね、で、まぁ、そのうち今度、誤嚥を起こされるようになってしまって。

私：うん、うん、うん、うん。

Ｊ：結局、じゃあもう食べれなくて胃瘻を作られたんです。で、で、胃瘻を作るのも大学病院に行かれたんです。で、一週間か二週間かな、お母さんが付き添って、帰ってこられて、さあ、まぁなんとかマスク付けて、胃瘻もあれして、さあこれからどうしようかなっていうところだったんだけど、それから少したってからなんか精神状態がおかしくなってしまって、なぜか分かんないんですけど、なぜか分かんないんですけど、なぜか分かんないんですけど、いっときもう、すごい、私たちも大変なときがあったんですよ。

私：へえ。そうなんですね。

Ｊ：で、そういうことが起きてから、半年、結局一年持たなかったですね。四月になってから亡くなられたんです。だから胃瘻を作られてから、一年もしないうちに亡くなられてしまったんです。

私：ええ。

Ｊ：で、その人はね、お母さんもお父さんもすごくよくされる人で、よく面会に来られて、あの、元気なうちはね、あの、近くの県立美術館とかね、結構出かけたりもしとられたし、それから家にも帰られてたんです。
私：あ、すごいですね。
Ｊ：で、お正月も過ごしたりしてもらって、お母さんの手料理が好きでね、だんだん私もこう、あれすると、あれで。それで、あの、すごい作ってもらって食べておられて、結局家で食べてる、たら誤嚥も起きちゃって。
私：ああ、そうですね。
Ｊ：苦しくなって、帰ってきたっていうことがあったわけ。
私：そうですね、本当ですね。
Ｊ：で結局もうこれはしょうがない、もうこれは胃瘻だなっていう話になっちゃったわけ。で、結局食べることができなくなって、で、で、そうするうちに、今度は、あの、呼吸器も二四時間だし、で、なかなか家にも帰れないっていう日々が続いてきて、で、もうその患者さんももう、なんていうのかな、悶々としとられましたわ。
私：ああ、そうですね、ああ、つらいですね。
Ｊ：うぅん。それですごく家に帰りたいっていう気持ちがあったんだけど、なかなかもう家に帰れんで、まぁお母さんたちはね、もう呼吸器、まぁマスクだったんでまだ帰りやすかったから、それでも連れて帰ったりしておられたんですけどね。まぁそういうふうに、だんだんもう、ほんと精神状態分からんくなってね、誰が来られたかも分からんぐらいになっちゃって、で、ちょっと良くなったかなと思った矢先にもう亡くなられちゃったんですけどね。

私：それは、あんまりそういうふうになるとはあんまり周りは思ってない？

J：もう全然周りは思ってない、突然だったし。しかも、突然に不整脈も起きてしまったりして、そういうことがちょっと重なって、なんか死期を早められたのかなっていうのと、あとはやっぱり私、その人の精神力っていうのが、いくら病状が悪くてもですね、その精神力ですごいなんていうかな、保たれるっていうのをすごく私は感じたんですよ。

私：ああ、そうなんだ。ああ、そうかも。

J：うん。何か一つその人の希望っていうか生きがいにつながるものがあれば、なんとか、乗り越えられてるっていうのが、結構あるなっていう思いがします。（Jさん：三－五）

Jさんから「心に残る」患者として語られたのは、胃瘻を造設してから、わずか一年以内に亡くなった患者のことであった。近年、病棟の患者たちにとって、嚥下機能の低下に伴い胃瘻を造設することは、当然の過程の一つとして捉えられるようになりつつある。実際に胃瘻を造設しても、多くの患者たちは、量や回数を減らして食事を続けたり、注入のみになっても、注入を食事の代わりとして楽しみながら取り入れたりする患者たちもいた（Ishida 2014）。よって、Jさんも、この患者が胃瘻を造設することに対して、「さぁ、まぁなんとかマスク付けて、胃瘻もあれして、さあこれからどうしようかな」と、あくまでも今後も続く療養生活のなかの一通過点として捉えていた。しかし、その後、患者の「精神状態がおかしくなっ」たことに対して、「なぜか分かんないんですけど」と繰り返し、また、「半年、結局一年［…略…］」、「ちょっと良くなったかなと思った矢先に」、「突然」に亡くなったことについても、「もう全然周りは思ってない」と語った。すなわち、Jさんにとって、受け持ち患者の死に至るまでの精神状態の変化や時間の短さが、理解しづらい経験として「心に残って」いたのだ。

Jさんは、そのような受け持ち患者の「心に残る」経験を語るうちに、この患者とは異なる状況にあった患者たちについて、彼らが「いくら病状が悪くてもですね、その精神力ですごいなんていうかな、保たれる」、「何か一つその人の希望っていうか生きがいにつながるものがあれば、なんとか、乗り越えられてるっていうのが、結構あるな」ということに思い至ったようだ。実際に、胃瘻を造設して気管切開も行い、調子が悪くてずっと入浴できないようななか、何らかの生きがいや楽しみをもちながら生きている患者たちもいた。そのような患者たちの生きがいや楽しみは、たとえば、「食べること」や「パソコンをする」など日々繰り返される彼らの日常のなかにあるために、看護師たちにとっては、通常とくに意識されることはほとんどない。しかし、Jさんは、受け持ち患者が亡くなった経験を語るなかで、普段は当たり前すぎて意識することのない他患者たちの姿が立ち現れたのだろう。そして、そのような他患者たちの姿から、日常のなかに生きがいや希望をもつことの重要性に気づかされたといえる。近年、筋ジストロフィー病棟においても、医療技術の進展に伴い、人工呼吸器を装着してベッド上で過ごす患者たちが増加するなか、彼らのＱＯＬ（quality of life）や生きがいの重要性が指摘されている。しかし、Jさんは、そのような患者たちの生きがいや希望の重要性について、一般的な概念やスローガンからではなく、実際の患者たちの生きる姿から学んだと考えられる。さらに、そのような生きがいや希望をもって生きる患者たちの日常生活は、Jさんが、受け持ち患者の精神状態の変化について、「なぜだか分かんない」と繰り返し問い続けることによって、やっと浮かび上がってくるような、普段では見えにくい、ささやかな日常であるといえるだろう。

第二節　この病棟ならではの習慣を残していきたい

Jさんは、受け持ち患者の「大変だった」経験の語りに続いて、以下のように話を続けてくれた。

Ｊ：あとね、だけどその人のその家族の方、本当にいい方で、で、きょうだいさん、お兄さんかな、お兄さん夫婦もすごくいい人で、最後ね、そのお兄さん、お兄さんのお嫁さんに当たる人かな、すごく優しい人で。

私：うん、うん。

Ｊ：もう私忘れもしませんよ、本当に。四月の一三日だったかな。もうあったかい日だったんですよ。帰られる時に、そこに咲いてたタンポポをね、花束にして、こうやって、あの、

　　抱かせてあげられたんですよ。
私：すごい、ああ。
Ｊ：私もうその光景がすごくね、もう心に残ってて。
私：ああ、本当ですね。
Ｊ：まあ最期苦しまれなかったたっていうのもよかったんですけど。
私：ああ、すごい。
Ｊ：そうやって送られて行って。だけん、ここの患者さんは、その亡くなられた患者さんが、まぁ帰られる時に、ま、なるべくその、あの、車に乗るまでのところは、来れる人は来てあげるっていう……。
私：ああ、あ、そうなんですね。
Ｊ：うん、ところがあって。前はね、すぐ、あ、すぐそこから、車に乗ってたんですよ。だから病棟もすぐ近いから。
私：ああ、本当ですね。
Ｊ：あの、心の、気持ちある人だけですけど、見送りに来られるんですよ。
私：すごいですね、あ、そういうこと。皆さんね、長いしね。
Ｊ：長いからやっぱり、すごくつきあいもあるから、ね、長いから。だけん、あまり若い子たちは知らないから、そこまではしないけど。でも、コウタ君（仮名：入院患者）なんかはやっぱりちゃんと、顔見に来てくれたりするし。で、そうですね、だけん、まあ、見送るほうもすごく切ない、気持ちだとは思うんだけども。

私：ああ、そうですね。

Ｊ：でもやっぱりね、共に過ごしてきた仲間っていう、ま、私、そこまで話を聞いたことはないんですけど、複雑な思いでああやって見送っておられるんだなと思うんだけど、でも私そういうところはやっぱりここの病棟ならではだし、それは残していきたいというか、それは私たちがやっぱりそういうふうに、うまくその運んでいってあげないとだめだなと思ってて。

私：うんうんうんうんうんうん。

Ｊ：まぁ私も、亡くなられる人、本当何人も、あってるんですけど、なるべく、あの、今の、あんまり、この患者さん今よくないよとかっていうのを、うぅん、ま、そのタイミングをねえ、見計らって言ってあげないといけないっていうのがあって。前なんか、僕はそんな、あの患者さんがそんなに悪いと知らなかったと言われた人がいて、それでちょっとそのタイミング、その患者さんとの、その、あの、つきあいとかも長い方には、ちょっと一言言っといたげんといけんなと、思ったりすると、ちらっとちょっと、ね、耳打ちしといてあげたいとか。

私：ああ、ああ、すごい大事なことですね。

Ｊ：うん、それはまあ別に誰がせんといけんとか、誰に言われてするっていうわけじゃないけど、やっぱりその辺は、こう長くいないと分からない。（Ｊさん：七‐八）

Jさんは、受け持ち患者について、前述したように「大変だった」という思いの一方で、「四月の一三日」、「あったかい日」、「咲いていたタンポポをね、花束にして」というように、あたたかな感覚も同時に感じながら「心に残って」いた。このように家族や仲間に見送られる受け持ち患者の「よかった」最期の思い出とともに、「ここの患者さんは、その亡くなられた患者さんが、まぁ帰れる時に、ま、なるべくその、あの、車に乗るまでのところは、来れる人は来てあげるっていう〔…略…〕ところがあって」と、患者たちが同じ病気の仲間を見送る病棟の習慣についても語ってくれた。

Jさんは、患者たちが仲間を見送るということについて、「すごく切ない、気持ちだとは思う」、「複雑な思いで〔…略…〕と思う」と、患者たちの思いを気遣っていた。他方で、「コウタ君なんかはやっぱりちゃんと、顔見に来てくれたりする」、「やっぱりね、共に過ごしてきた仲間っていう」、「私そういうところはやっぱりここの病棟ならではだし、それは残していきたい」というように、患者たちが仲間を見送ることに対する肯定的な経験や思いも語った。このように患者たちが仲間を見送るという病棟の習慣は、Jさんが残される患者たちの複雑な思いを気遣う一方で、仲間を見送ることの重要性も感じていたように、両義的な意味を内包して成り立っていた。

そのような病棟の習慣において、看護師が患者たちに仲間の調子が悪いことや死を知らせる際には、まずは「ちょっとそのタイミング」が重要だという。すなわち、タイミングが早すぎると不安をもたらし、逆に遅すぎると仲間の最期に立ち会えなくなってしまうため、微妙なタイミングが要請されるのだという。また、仲間の状態については、たくさんの詳細な情報を伝えるのではなく、「ちょっと一言」、「ちらっとちょっと」と、少しの情報を伝える方法がとられていた。患者たちは同じ病気を抱えているために、調子の悪い仲間の情報を少しだけ伝えることで、仲間の状態が十分に伝わるのだろう。このように少しの情報のみを伝えるということと同時に、さらに、ここでは、「ちょっとそのタイミング」、「ちょっと一言」、「ちらっとちょっと」伝える、すなわち、別の箇所で「耳打ち」とも言い換えられているように、患者たちの複雑な気持ちに配慮して、さりげなく伝えるという方法がとられていた。

また、看護師にとって、日々進行する病いをもつ患者たちの本心を知り、理解することはとても重要なことである。しかし、Jさんは、同じ病気の仲間を見送る際の患者の思いを「すごく切ない、気持ち」、「複雑な思い」と推察しながら、そのことについて、ここでは「話を聞く」という直接的な行為は選ばれていない。その代わりに、「コウタ君なんかは〔…略…〕顔見に来てくれたりする」と他患者の行為や、「僕は〔…略…〕そんなに悪いと知らなかった」という他患者の言葉から判断して、先述したような仲間を見送るという、この病棟で続いてきた習慣を「残していきたい」と考えていた。つまり、他患者の行為や言葉を通して判断するという間接的な方法によって、亡くなった同じ病気の仲間を見送るという病棟での習慣がひっそりと続けられてきたといえる。そうした理解によって導かれる看護師の行為について、Jさんは、「うん、それはまあ別に誰がせんといけんとか、誰に言われてするっていうわけじゃないけど、やっぱりその辺は、こう長くいないと分からない」と語った。このことから、仲間を見送るというこの病棟での習慣は、明確な位置づけをもって引き継がれていくものなのではなく、病棟に長くいるなかで、患者たちの複雑な気持ちを気遣ったり、彼らの言動から判断したりするなかで、細々と続けられてきたものであることがうかがえる。

　また、Jさんは、亡くなった仲間を見送るという習慣について「だけん、ここの患者さんは〔…略…〕来れる人は来てあげるっていう」ところがあると、患者の習慣として語り始めた。しかし、次第に、「でも私〔…略…〕それは残していきたい」、「私たちが〔…略…〕その運んでいってあげないとだめだな」、「（私たちが）そのタイミングをねえ、見計らって」というように、看護師の習慣としても語られるようになっており、亡くなった患者を見送るという病棟の習慣は、患者と看護師双方が、協働で築いてきたものといえるだろう。

第三節　ベッドから離してあげたい

　インタビューのなかで、Jさんが話題を変えて、「で、今は気切（気管切開）が増えて、ね〔…略…〕それはそれで、私もね、悩んでるところ」と語り始めたのは、近年の医療技術の進展による人工呼吸器の普及に伴って、増加傾向にある気管切開についてであった。

　J：私が一番思ってるのは、気管切開することによって失うものがあまりにもたくさんありすぎると絶対によくないっていうの、すごく思ってるんですよ。うん、カイ君（仮名：センター管理の必要な重症度の高い患者たちが入院している部屋の患者）の場合は今すごくつらい時期だと思います。気管切開することによって、失うものが多すぎて、今それが取り戻せるのだろうかと思ってます。カイ君が、もちろん良い状態じゃないから気管切開したんですけど。
私：うん、うん、うん。
Ｊ：それまでは二四時間鼻マスクで、なんとかご飯食べられたし、お風呂も二回入り、週に、まあ一回か二回だったけど、車椅子には乗ってました。話もできてました。今、それが全部駄目になってますから。お風呂はなんとか一回入ってますけど、こないだ私、お風呂の介助したら怖かったですわ。
私：ああ、そうなんだ。
Ｊ：ちょっと怖かったです、ほんと。ああ、こんなにちょっと苦しいんだ、お風呂入るのも苦しいんだって、話には聞いてたけど、状況は。
私：まあそうですね、ああ、そうですね。
Ｊ：実際見てなかったもんですから、実際その目の当たりにして。
私：苦しくなっちゃうの？
Ｊ：やっぱり苦しいんだなって。
私：私も、だからタクミさん（仮名：入院患者）も、五年も四年も（お風呂に）入ってないって［…略…］。
Ｊ：うん、そうそう。
私：聞いたときにびっくりして、あ、そんなことがあるんだって思って。
Ｊ：あるんです。［…略…］で、私、気管切開って、本当に考えてしないとしちゃいけないって、最近すごく思ってます、実を言うと。こないだ、それこそあのALS（amyotrophic lateral sclerosis：筋萎縮性側索硬化症）の人、テレビ番組でやってたんですけどね［…略…］で、本人さんは、やっぱり家族とかいろんなこと考えて自分は（気管切開）しないっても う決められたって言うんですよ。私、それもありだと思うんです。別にあの、絶対したほうがいいとは、私は言いきれないし、かといってしないほうがいいですよっていうのも言いきれない、それは、本当に悩んで、悩んで自分で決めるしかないと思うんだけど、うぅん、ただ気管切開をすることによって得られるものがないと、失うことばっかりだとちょっとあれだな。

私：難しいですね。

J：でも、失った中でもこれだけはっていうものを残してあげないといけないなと思うし、今はもうパソコンしか残ってないですからね。あとは、その、私たちのその看護とかそういう力でもっと離床ができるように、呼吸器を持ってでも、散歩に出たり、行事に出たり、そういうことがもっとしたいんです。寝たきりにはもちろんさせたくないし、私はそのベッドから離してあげたいんですよ、私。私はそう思ってるんですよ。いくら二四時間呼吸器だろうが、気切の人だろうがベッドからもっともっと離して、デイルームに出たりとか、あの、散歩に出たりとか、もっと身近なところで、もっと出してあげたいんです、実を言うと。ついそこのデイルームでさえ、出してあげれない。

私：ほんとですね、ほんと、ほんと。

Ｊ：それが今できないんで［…略…］。それが私すごくもう、今はちょっとジレンマというか、もあるんです。（Ｊさん：二六‐三〇）

Ｊさんは、担当しているカイ君の「今すごくつらい時期」、「今それが取り戻せるのだろうか」、「今、それが全部駄目」と「今」の状況を話しながら、気管切開することによって失うものが多い場合には、「絶対によくない」、「本当に……最近すごく思ってます」と強い口調で、自らの気管切開について否定的な考えを語った。他方で、その後は、「私は言いきれない」、「自分で決めるしかない」、「失うことばっかりだとちょっとあれだな」と、次第にトーンを落として、患者が決める問題として距離を置いて捉えようともしていた。ここでのＪさんの気管切開に関する考えは、まず「私が一番思ってるのは」、他にも「私、気管切開って」、「私、それもありだと」、「私は言いきれないし」と、Ｊさん個人の考えとして語られていた。そのことは、「実を言うと」という発言にもみてとることができる。このようにＪさんは、個人の考えとして、気管切開の問題を、否定も賛成もできない複雑で困難な問題として捉えていたようだ。

しかし、語りの後半になるとＪさんは、「でも」と、それまでとは異なる視点から、「失った中でも、これだけはっていうものを残してあげないといけないなと思う」と語った。その残すものは「パソコンしかない」が、「あとは」と続けて、「私たちのその看護とかそういう力で」というように、看護師としての立場から、気管切開によって寝たきりになる傾向のある患者たちに対して「離床」という方法で支援したいと語ってくれた。すなわち、Ｊさんは、個人的には気管切開に関して否定的な考えももっていたが、看護師として、気管切開をして寝たきりになった目の前の患者たちに対して、「離床」という方法で支援したいという考えを浮かび上がらせていたのである。言い換えると、Jさんは看護師として患者たちを前にすると、これまでの気管切開に関するJさん個人の否定的な経験に踏みとどまることはできず、それらの否定的な経験を更新して、新たな看護ケアを生み出そうとしていた。

また、その後の「もっと離床ができるように」、「散歩に出たり、行事に出たり、そういうことがもっとしたい」、「私はそのベッドから離してあげたいんですよ、私。私はそう思ってるんですよ」、「ベッドからもっともっと離して」、「もっと身近なところで、もっと出してあげたいんです、実を言うと」と、気管切開後の患者に対する既存の看護ケアだけではなく、より多くの新しい看護ケアが志向されていた。そして、再度「私」と繰り返されたり、「実を言うと」と語られたりすることから、「ベッドから離してあげたい」という思いは、Jさんの個人的な考えとしても語られていることがわかる。つまり、気管切開後の患者に対する「離床」という看護ケアは、Jさんが個人的な立場と看護師という立場を往来しながら、自らの経験の更新を繰り返すなかで創り出されようとしていた。

第四節　普段のなかでどれだけ気がついてあげられるか

筋ジストロフィー病棟における看護は、人工呼吸器普及に伴い高度な医学的知識や技術が要請されている一方で、大部分は自ら動けない患者たちの日常生活支援である。たとえば、本章冒頭で述べたように、患者の体位交換は「ミクロの看護」と呼ばれ、看護師は、患者たちからの要請に応じて、数ミリ単位での体位交換を患者が納得するまで時間をかけて繰り返す地道な援助を行っている。

そのようななか、Ｊさんは、「まぁとにかく、言われるとおりにまずはやるんですよ。で、だけど、それだけで終わっちゃいけないと思っていて、やっぱり、何のためにそうしてるのかとか、どうしてこうしてるのかっていうことをちゃんと、あの、分かってやってあげないと」と語った。この「それだけで終わっちゃいけない」ということは、別の語りにおいてもみられた。それは、Ｊさんへのインタビュー実施前に行われた病棟のクリスマス会の際、若い頃に病棟行事などを率先して行っていたＥさん（第一部登場）が、進行役の若い患者たちの慣れないやり取りを聞いていて、「自分にマイクを回してくれたら」と言っていたことを話題にしたなかでみられたもので、Ｊさんは、患者たちとの会話について、以下のように語った。

Ｊ：ま、やっぱり話をね、するのにもね、もちろん質問形式なんかでは、とてもじゃないけど患者さんのね、本当の気持ちなんて分かりません。普通の会話の中で、今みたいに、ちらっほらっ出てくるのが本音であって。

私：そうですね、こう改めて聞いてもね。

Ｊ：そう、改めて聞いても。ま、そりゃ私たちだってそうです。改めて聞かれても答えられないのと一緒で、普段の中でどんだけ喋れてて、私たちもどんだけその、気が、気が付いてあげなきゃいけないと思ってるんです、私。自分のほうから、そう、こう思ってるんじゃないかとか、そういうふうな気が付けないと駄目だと思ってるんです。向こうから言われることばかりを、待ってちゃ駄目だと思うし、もし言われたとしても、それでどうなのって聞き返してあげないと。聞いて、はいそうですかで、終わっちゃ駄目だと思ってるし、そこでこう、やり取りができないと。ただやり取りができるほどの今余裕がないんで、もう。

私：余裕がないですね、いや、それはもうたぶん患者さんもそれはすごい（理解しておられると思います）。

J：本当に。やってもらうことを言うだけがもう精一杯ですもん、患者さん。だけん、すごくね、もう。（Jさん：一五）

Jさんは、患者たちと「普通」や「普段」の会話をただ単にするだけではなく、「どんだけ」、つまりいかにたくさん会話して、たくさん「自分の方から」気がつくことができるかを重視していた。そして、そのように何気ない日常の会話を重ねていくなかで、やっと患者の「本当の気持ち」に出会うことができる、逆にいえば、患者たちの本音は、それを聞き出すことを目的とした会話では得ることができないと考えられていた。

さらにJさんは、ここで「気が付けない」、「言われることばかりを待って」、「聞いて、はいそうですかで終わっ」てしまうような対応では「駄目」だと思っていた。そして、Jさん自身は、「気が付いてあげなきゃいけない」、「自分のほうから」、「聞き返してあげないと」、「やり取りができないと」いけないと考えていた。Jさんは、このように、自分たち看護師の対応を批判的に捉えることによって、Jさんが志向する患者たちへの能動的なかかわりを浮かび上がらせていた。つまり、前述したように、病棟では、自ら動くことのできない患者たちからの数々の要請に地道に対応し続ける受動的なかかわりが大半を占める。そのなかで、看護師の方から患者に向かう能動的かかわりは、その受動的なかかわりだけで終わるケアを批判することによって初めて生まれ、それらが重なり合って病棟での支援を成り立たせるのである。また、「私たち」看護師が「気が付いてあげなきゃいけない」ということは、「私」であるJさん個人が「思って」いたことであった。すなわち、「看護師の方から気づく」という行為もまた、先に取り上げた「離床」の看護と同様に、Jさん個人の経験から創られていくものであると考えられる。

最後に、「やってもらうことを言う」という語りについて、考えてみたい。ここでは、患者たちもまた、看護師に余裕がないことをよく理解していると思うという私の語りに対して、Jさんも、自分たち看護師や「私」というそれまでの視点から、患者の視点に変えて、「やってもらうことを言うだけが精一杯」と患者を主語として語る。つまり、当初は「余裕がない」看護師のことを語りながらも、ここでは、その看護師と同様に患者も「やってもらうことを言うだけがもう精一杯」と当然のように語られる。そのことから、病棟において、看護師に「余裕がない」ということは、患者もまた「精一杯」な状況にあり、両者は相互に影響を及ぼし合いながら全体で一つとなって、病棟での生活を営んでいるのである。

第七章
筋ジストロフィー病棟に見舞いに来る母親たちの経験

小児病棟に子どもたちが入院している母親たちは、各々の家庭の事情や子どもの状況に合わせて、毎日、週に二回、毎月一回、季節の行事に合わせてなど、一人で、ときに夫婦や兄弟とともに、子どもたちの入院している病棟にやってくる。母親たちは、病棟の見舞いに来るときには、子どもたちから依頼された食べ物や衣服などを持参して、病棟のスタッフと同じように、子どもたちへの食事介助をはじめ、ときには散髪、吸引に至るまで動き回って、あらゆる生活支援を行っていた。子どもたちも、母親に依頼した食べ物や雑誌などを心待ちにしていたり、母親の介助を受けながら、「リク（仮名：二歳の孫、患者にとっては甥）が、駄々をこねてお父さんに怒られた」などの母親が話すとりとめもない家族の日常の話や、ご近所の話などにしずかに耳を傾けたりしていて、そこには入院前から続く家族の時間があるのだと感じさせられた。また、重症化して緊急で入院になった子どもの母親は、単身で他県より病院の近くに引っ越してきて、毎日、子どものもとに通い、回復を願いつつ、子どもの傍らで多くの時間を過ごしていた。そのような母親たちの姿勢や子どもたちとの関係などに引き寄せられるようにして、母親たちに話を聞いていった。

第一節　すること決まってる

Kさんは六〇代女性で、筋ジストロフィー病棟に二人の息子たちが一緒に入院していたが、次男が数年前に三〇代で亡くなっていた。Kさんは、息子たち二人が入院してからは、夫と二人で病棟に来ていたが、夫も他界して、現在は、Kさん一人で、長男の見舞いのために病院から数時間離れた自宅から、車や船を乗り継いで、月に一、二回来院するという。

来院した際には、Kさんと同世代の親たちが病院側に要請して、寄付も募って病棟の横に建てたというセンターに一、二日間泊まり込んで、日中は病棟に出向き、食事介助だけではなく、リフトを用いた車いすへの移乗などの際に、自分ができるところで「後は私がやります」とスタッフに声かけして、病棟で日課として決まっている息子へのさまざまな介助にも積極的に参加していた。

そのようなKさんにインタビューを依頼すると、快諾してもらえたため、Kさんが寝泊まりするセンターのホールで、話を聞かせていただくことになった。Kさんは広いホールに大きなストーブを焚いて部屋を暖め、お茶と菓子まで準備してくれていて、まるでKさんの自宅に招かれたかのような心地よい空間でKさんの話に耳を傾けた。病棟ではいつも息子の介助に忙しく動き回っているという印象のKさんに、「今は、例えば、具体的にお母さん（Kさん）が来られたら、どんなことされるんですか？　例えば、あのう、まぁ身の回りの世話とか、あるんでしょうけど〔…略…〕どういうこと頼まれて、どういうことされてるのかなぁって」と聞いてみた。

K：大体頼まれるの、夕食、何か買ってくるぐらいかな。後はもう自主的に行ってしてるいう感じで。うん。まあ、向こう（息子）も頼まんでもやるし、私も。［…略…］もう、することと決まってるから。

私：ああ、ああ。あっ、することが決まってるって、あのう、い、移動したり、それこそ？

K：うん、そうそう。朝、朝行って起こして、あの、洗面して。

私：朝、何時から行くんですか？

K：六時半ぐらいに。

私：行くんですか？　そんなに早くに行くんですか？

K：大体六時半過ぎに（息子は）起きるから、うん。来た時ぐらいは行って起こして手伝って、ほんで歯磨きして、食事して、ほいで、部屋まで、いや、（息子を）置いといて帰って（自分の）ご飯食べて、ほいで、九時過ぎにあのう、なんか吸入したりするでしょ。［…略…］（吸入器を）持ってやった方が、きゅう、あれ（吸入液）が通るかな思って。

私：あれね、あれは私も（気づくと、つい）持ってしまいます、いつもね、あのう、（吸入液の噴射が）遠くから（で、ちゃんと入れたいなと）。看護師さんなんて（忙しくて）持ってられないし。

K：そうそう。それは、［…略…］それは仕方ないからね。来た時には、やっぱりちょっとでも（吸入液を）入れたほうがいいかな、いう感じで。

私：あれは、（息子さんから）言われてじゃなく、お母さんがその様子を見て自然と？

K：そんでも、そんでも何時ごろくらい来たらいいかって、向こうも持ってほしいみたいだから……。

私：ああ、まあそうですね。で、持ってるうちに、リフ、あれＰＴ（physical therapist：理学療法士）さんとかになるんですかね？

Ｋ：そう、（吸入器を）持って終わったら［…略…］訓練してね。［…略…］また昼前に行って、間に合ったら起こして昼ご飯食べらして、寝させて。

私：うんうん。で、またリフトの時間になったら行ってって感じ？

Ｋ：うん、リフト。そいでまたか、まあでも、昼から起こすのは割と、ばらばらだから行かなかったり、するときも、まあ行ったりして。で、また夕ご飯のときに、ここ（センター）で食べなけりゃ病棟に行って食べらせるから。

私：あっ。そうかそうか。ここで食べるときは、ここに来れば、いいんですよね。

Ｋ：食べるときここへ来てね。ちゃんと歯磨きして寝させてから、で、また（夜の）七時半ぐらいかな。ちょっとお茶飲む、飲ましに行って。

私：行ったり来たり、行ったり来たりがまた（続くんですね）。

Ｋ：そうです。それで終わりで、うふふ。［…略…］

私：最後は、ベッドにあがって、夜はベッドにあがって、お茶飲ませる？

Ｋ：だけん、（夕の）六時、ご飯食べたら歯磨きして、で、最後は、ベッドにあがって、それで今度（夜の）七時半過ぎに行って、お茶飲んでそれで終わりで、私、うふふ、私終わりですけど。

私：でも（朝の）六時半から働いてますから。［…略…］でもなかなか、なかなかできないと思いますけど。

K：うふふ。それでも、ぜ、あとはね、うろうろ休んだり、ここでね、いたりするから。［…略…］ここで泊まると私たち、それが習慣になってるから、つい行かないと、行かないといけないいう感じで。そこ来たらね、そんなに（大変ではない）。（Kさん：一二-一四）

病棟でお会いしたKさんは、一日中、息子からさまざまな依頼を受けてベッドサイドで動き回っていたという印象があった。しかし、Kさんは、息子から「頼まれるの［…略…］何か買ってくるぐらい」で、さらに息子の世話は「向こう（息子）も頼まんでもやる」ことであり、「自主的に」、「決まってる」ことをやっているだけだと捉えていた。

Kさんは、「行って起こして手伝って」、「持って」という自分の行為と、「食べらせ」たり「寝させ」たりするなどの息子を手伝う自身の行為を語りながら、その間で「洗面して」、「歯磨きして、食事して」、「お茶飲んで」といった、Kさんの手伝いによって可能となる息子の行為が、まるでKさん自身の行為であるかのように語られた。このことから、Kさんにとって息子の世話は、息子を手伝う行為でありながら、Kさんの介助による息子さんの行為は、Kさん自身の行為ともなっていることがわかる。つまり、手伝いをするKさんと世話をされる息子という別々の存在ではなく、両者が一体となって実践されていると思われる。ゆえに、Kさんは、「頼まれて」ではなく「自主的に」、「決まっていること」として、息子へのさまざまな支援を行っていたのだろう。

　またKさんは、息子の日課であるベッド上で臥床して行う吸入の際に、いつもはベッド上に置かれている吸入器を「持ってあげる」。身体を自由に動かせないKさんの息子は、ベッド上の吸入器の方へ顔を向けることもできないために、いつも吸入は少し外れたまま実施されていた。そのため、Kさんの吸入器を「持ってあげる」行為は、「ちょっとでも入れた方がいいかな」とKさんが「感じて」、実施されていた。しかし、そのような行為は、Kさんの一方的な考えだけによるものではなく、「何時ごろくらい来たらいい」という要請から、間接的に「向こう（息子）も持ってほしいみたいだから」と息子が望んでいると思われることを察することによっても実施されていた。

　また、「ここで泊まると私たち」と、長い間、息子たちの介助を行ってきた夫が亡くなり、Kさん一人になった今でも、息子の待つ病棟へ行くことが「習慣」になっているという。Kさんはその「習慣」について、「つい行かないと、行かないといけないいう感じ」と、病院に来たときには、ある種の使命のようなものを感じながら、病棟で自分たちを待つ息子たちのもとに行き、さまざまな身の回りの世話をしてきたのだろう。

　このように、「すること決まっている」というKさんの経験は、ある種の使命をもちながら、病棟で息子の希望を「察して」手伝う行為が、夫が亡くなり一人になっても、「習慣」となることで成り立っていた。そしてKさんの息子を手伝う行為は、「そこ来たら、そんなに（大変ではない）」と語られ、Kさんが一人になってもこれまで通り、毎月、遠方より病棟に見舞いに来ることを可能にしていた。このようにKさんは、息子の希望を「察して」病棟でのさまざまな手伝いをしていたが、この「察する」という行為は、息子の診断について語ってくれたLさんの語りにもみられた。

第二節　はっきりと言われない

Lさんは四〇代女性で、大学生の長男と筋ジストロフィーの高校生の次男ユウト君（仮名）がいる。Lさんに初めて会ったのは、私が外来勤務をしていたときで、毎月の定期検診のためにユウト君と二人で受診に来ていた。とても仲のよさそうな二人の雰囲気に、いつも心が温まる思いで、毎月、彼らに会えるのを楽しみにしていた。ユウト君は、当時、地域の中学に通い、病院の車いすサッカーにも参加して、地元の高校への進学も考えていたが、その後、体調悪化で入院して、急きょ気管切開を余儀なくされて大変な経験をしたところであった。私が、小児病棟で調査を始めた当初は、ユウト君が入院していることを知らなかったために、いつも外来で会っていたユウト君に病棟で偶然に出会ったときには、たいへん驚かされた。Lさんの弟も筋ジストロフィーで、この同じ病院で小学一年生から三〇代で亡くなるまで長期間入院していたという。Lさんは、結婚する際にも「もう明らかに遺伝なので」と悩み、長男の出産に際しても羊水などの検査を繰り返し、次男のユウト君の出産に際しても「一歳のときに、あの、水疱瘡が悪化して［…略…］検査結果で何かちょっと異常な値があるって言われて［…略…］ええって感じだった」と語り、続けて、ユウト君の診断について以下のように語ってくれた。

L：二歳の頃には、もうわかってたんですけど、いろんな先生がはっきり言われなくて、まだ症状がそんなに出てないのにたぶん言ってしまうと、本人もっていうか、私たちの落胆もね、もう、目に見えてたから。はっきり言われたのは、もう、坂本先生（仮名：主治医）に、五歳の時に初めて診てもらって、そのときに初めて言われたんですよ。それまでは、もういろいろジストロフィーの検査をしたりとか、もう、明らかに欠損してますって、出てるのに、大学病院の、まあ、教授だったんですけど、言われないんですよ。で、弟の元主治医も、もう辞めておられたけど会いに来てくださって、で、ユウト（次男）を診られたんですよ。でも、皆何も言われないのに、自分が言えないって言われて、結局五歳まで、もう診断つかなくて。

私：そうなんですね。こっちもはっきり、なんかね。聞きたいけど聞けないって感じですねえ。

L：でも、［…略…］（たまたま行った）小児科の先生が、［…略…］まあ、前の先生とか知り合いで、まあ、すぐ紹介状ね、書いてくださって。自分も筋ジス（筋ジストロフィー）の子を診てるからわかるけど、これはかなり重いよって言われたんですよ。まあ、その先生もはっきりそうだとは言われないけど。［…略…］で、まあね、人生いろんなね、生き方があってまあ、本当、細く長くもあるけど、太く短く充実してね、あのう、暮らせば、生き方にもよるからって、そのときにも言ってくださって、ちょっと、まあ、それが支えで。（Lさん：四-五）

Lさんは、次男の病気について、次男が「二歳の頃には」、「もうわかってた」。しかし、五歳で医師に「初めて言われた」までの約三年間は、「はっきり言われなくて」、「明らかに欠損してますって、出てるのに〔…略…〕言われない」、「弟の元主治医も、〔…略…〕自分が言えない」、「その（小児科）先生もはっきりそうだとは言われない」と、さまざまな医師から「言われない」という経験を繰り返してきたという。

　Lさんは、さまざまな医師から次男の病気について「言われない」状況が繰り返されるなかで、「もういろいろジストロフィーの検査をしたり」、「弟の元主治医」や「小児科の先生」の診察を続けていた。そのことから、Lさんは、次男が五歳で「初めて（診断を）言われた」までの間、次男の病気が間違いであることへのかすかな希望をもち続けてきたと推察される。他方で、「たぶん言ってしまうと〔…略…〕私たちの落胆もね、もう、目に見えてたから」、そのかすかな希望をもちながらも、医療者側の「言わない」ことへの配慮も「察して」、感じ取っていたようだ。そのため、Lさんは、何人もの医師から「言われない」ことに対して、「まあ、教授だったんですけど」、「まあ、前の先生とか」、「まあね、人生いろんなね」と言うように、ある種のあきらめのような、仕方ないこととして捉えていたのだろう。

　このようにLさんたち家族にとって、「二歳の頃には、もうわかっていた」から、五歳で坂本先生に「はっきり」、「初めて」、「言われた」までの「はっきり言われない」三年間の時間は、かすかな希望をもち、さまざまな検査や診察を受ける一方で、診断を受け入れるのに必要な時間であったと考えられる。すなわち、Lさんにとって、医師から「言われる」ということは、正式な診断がつくという意味だけではなく、それをLさんや家族が受け入れるという意味も含み持つものであったといえよう。

第三節　診断しなくても分かるいう感じ

前節でみたLさん同様に、Kさんにも筋ジストロフィーの弟がいたという。Kさんは、現在ほど筋ジストロフィーに関する情報も少ない時代に、一〇代という若さで亡くなった弟について、「なんか筋肉の病気は病気だったみたい」、「遺伝なんて全然わからなくて」と語る。その弟の話から、Kさんの息子たちの病気や診断された時期の話となった。

K：歩き始めた頃じゃないやろかね。まだ分かってたかも、分からんけどね、多少ね。ほじゃけん、なんかやっぱり、なんとなく歩き方が似てるから。大学病院で調べてもらったんです、〔…略…〕ヒロシ（仮名：長男）の場合は。で、下の子の場合もう調べてないんです。もうこの病気って分かるもん。歩いた、歩き方とかなんか見ると。

私：いつぐらいの話ですか？　ヒロシさんが病院に行ったのは何歳？

K：二歳ぐらいかな。

私：歩き方がおかしい？

K：うん。歩き方おかしいし、ほんでまあ遺伝、あの、もうあれやのことは私の頭にもあったかも分からんわな。

私：あ、そうですね。あったかもしれないですね。で、大学病院行って診断された。あ、じゃあ二歳ぐらいですか。［…略…］で、弟さんも同じような？

K：うん。弟も、下の子も歩き方、歩いたら分かるが、立ち方とか、絶対私とこ、似てるから。で、旦那にとりあえず病気やどうしようもない。調べたってなあ、早く、早く分かって早くどうするもんでもないし言うて、そのましとって結局、しとったような感じですね。うん。ま診断しなくても分かるいう感じで。（Kさん：三四）

第二節で紹介したLさんは、息子の病気については医師が「はっきりと言う」ことによって、診断されたと捉えていた。他方で、Kさんは、この語りの最後で「診断しなくても分かるいう感じ」と語る。このKさんの「診断しなくても分かる」と「いう感じ」の経験は、いかに成り立っているのだろうか。

Kさんは、息子たちの診断の時期については、前述したLさんのように医師からの診断ではなく、「歩き始めた頃じゃないやろかね」、また、「分かってたかも、分からん」というように曖昧でありながらも、Kさん自身が何となく「察して」いたようだ。すなわち、Kさんがかつて見てきた弟と「なんかやっぱり、なんとなく歩き方が似てるから」、「ヒロシの場合は」、「大学病院で調べてもらった」という。そして、「（長男は）歩き方おかしいし、ほんでまあ遺伝」と、Kさんは、弟を「筋肉の病気」で亡くした経験や、不明確ではありながらも「遺伝」する病気だったということから、長男の病気についても、「あの、もうあれやのことは私の頭にもあったかも分からんわな」と、ある程度、

「察し」、感じ取っていたことがみてとれる。また、「下の子の場合もう調べてないんです。もうこの病気って分かる」と、はっきりと言い切った。つまり、Kさんは、亡くなった弟と大学病院で診断された長男の「歩き方」と、次男の「歩いた、歩き方とかなんか」を見て、次男も同じ病気であることを確信したようだ。

また、Kさんにとって、亡くなった弟と長男、そして次男という「私とこ」の家族の間で「歩き方が似ている」ことは「絶対」的なことで、それは、息子たちが弟と同じ病気であることをも確信させるものであったようだ。このように息子たちの歩き方を「見て」彼らの病気について、少しずつ確信してきたKさんは、夫に言ったように「とりあえず病気やどうしようもない」」、そのために「早く分かって、早くどうするもんでもない」と捉えていた。このようなKさんの病気に対するある種の迷いのない、潔い諦めとも感じられる捉え方は、Kさんの弟のときに、情報の少ないなかで、おそらく治療法を必死で探したけれども、結果的にどうすることもできないまま弟を亡くしたであろうつらい過去の経験に基づいているのかもしれない。

以上のように、Kさんは、一〇代で亡くなった弟と二人の息子たちの「歩き方」を見て、息子たちの病気について、「診断しなくても分かるいう感じ」を成り立たせていた。このように「見る」という行為は、Kさんにとって息子たちの病気を理解する仕方として重要な役割を果たしていたが、病いを理解する仕方としての「見る」行為は、Lさんの亡くなった弟に関する語りにもみられた。

第四節　いろいろもっともっと見せて欲しかった

Lさんの弟は、一〇代で気管切開をして臥床生活になっていたが、病棟の旅行や行事には家族と一緒に参加し、三〇代で亡くなる前は、唯一動く舌を使って大好きなゲームをしていたという。Lさんの母親は当時、夫を早くに亡くして働きながらも、病棟に通い、弟がそのゲームのコントローラーを舌で使えるように、ゲームの得意な弟に聞きながら改良を重ねて作り上げたという。

L：(弟のコントローラーは、) 私もちょっと携わっとったんですけど。
私：あっ、そうなんだ。
L：まあ、結婚しちゃったんで、私もなかなか来れなくなったし、それまではもう、気管切開してからずっと母と一日おきに来てたんですよ、病院に、毎日。
私：あっ、そうなんだ、すごいですね。
L：せめて、ね、おやつとか食べさしてやりたいのと、その、コントローラー。ゲームさせてやりたいってのが一心で。近かったし、家も。なので、まあ、私は途中までしかやってないんですけど、まあ、難しいわ、あの、苦手ですしね、私も。もう。で、弟が何言ってるかわからない。その、気管切開してるから、声ははっきりわからないし。で、言ってることの意味がわからない。向こうもわかろうとせんから、わかったつもりで、怒られて。

私：あっ、きょうだいだしね。
L：きついことをいつもね、言われて。でも、まあなんとかね、観戦して、それでやってる姿をユウト（仮名：次男）と、まあ、上のお兄ちゃん、近かったし、家も、長男もいるんですけど。何回も連れて来て見せてて。だから、すごいことも知ってるんですよ、ユウトも。ちっちゃい頃だったんですけど、あの、舌でも、ほんとに、全クリ（すべてのレベルをクリア）ができるくらいのレベルでできてて、もうほんと、子どもたちも、まあ、尊敬してて、ずっと。
私：すごいですね。
L：そういうの、まあ、見せたかったたし、ユウトにも、弟にも、あの、ユウトが病気のことは言わなかったんですけど、まあ、薄々、あの、検査入院してたりしてたので、たぶんわかってはいたとは思うんですよね。私ももっと、もうちょっと長生きして、いろいろもっともっと見せて欲しかったなと思うんですけど、まあ、十分、でも、ユウトを見てて。（Lさん：二）

Lさんは、唯一動く舌を使って大好きなゲームをしていた弟の話をしながら、その弟のもとへたびたび連れてきた息子たちの話へと広がっていった。ここでは、Lさんが息子たちに「見せてて」、「見せたかった」、「見せて欲しかった」と繰り返し語った「見せる」という経験の成り立ちについてみていきたい。

Lさんが、息子たちに「見せたかった」と思い、「見せて」きたもの、さらに、「もっと見せて欲しかった」のは、弟の「それでやってる姿」、すなわち、「舌でも、ほんとに、全クリができるくらいのレベルでできてて」という姿であった。そして、そのような弟のもとに子どもたちを連れていくことで、子どもたちは、Lさんの弟、すなわち、自分たちの叔父の「すごいことも知ってる」ため、そのときから今に至るまで「ずっと」、「尊敬して」いた。このようにしてLさんは、弟の姿を子どもたちに「見せる」ことで、子どもたちが叔父のことを病気で動けなくなり臥床して過ごす筋ジストロフィー患者としてだけではなく、唯一動かせる舌を使ってゲームの最後のレベルまで攻略する、「すごい」と「尊敬する」ことができる叔父として捉えることを望んでいたのだろう。

さらに、Lさんは、弟のそのようなゲームをする姿を「もうちょっと長生きして［…略…］もっと（息子たちに）見せて欲しかったなと思う」一方で、「ユウトを見てて」、「あ、十分」と満足も感じていた。すなわち、弟の姿を息子たちに「見せる」ことが、当初Lさんが望んでいた息子たちが弟を「すごい」と「尊敬する」ことができる人として捉えるだけではなく、今、弟と同様、気管切開をしてベッドで過ごしながらも懸命に生きている次男を「見る」ことで、「見せて」きたことの新たな意味が浮かび上がったと考えられる。言い換えると、Lさんは、急な気管切開にもかかわらず、前向きに生きようとしているユウト君に弟の姿を重ね、「十分」と満足したようだ。そのことは、「弟にも［…略…］たぶんわかってはいたとは思うんですよね」と、弟からのメッセージも含み持つものでもあったと考えられる。

終章

筋ジストロフィー病棟で生きる

本書では、小児病棟で臥床して暮らす患者たちと車いすで生活している成人病棟の患者たち、また、彼らを支援する看護師、そして病棟に見舞いに来てわが子の手伝いをする母親たちの経験について、それぞれ記述することを通じて、筋ジストロフィー病棟の生活を探究してきた。

鷲田（二〇〇八：二五）によると、一般的に日々の生活、すなわち日常とは「ふつう、当たり前のこと、きまりきったこと、とるにたりないこと〔…略…〕惰性態ないしは不活性態」として捉えられるもので、「さしあたってはは欠如、あるいは脱落といった否定的な様態においてしか主題化できないもの」（鷲田 二〇〇八：三二）と論じられている。実際に、筋ジストロフィー病棟の患者たちの生活は、「医療的生活管理の下、二四時間決まったスケジュールを繰り返しながら、同じ病気の仲間と共に暮らし、また、その仲間の死を見送り続けながら生涯を過ごす」（伊藤 二〇〇八：一五八）というように、療養生活の特異な日常が否定的な側面から捉えられてきた。しかしながら、「〔…略…〕戦争の最前線にも、強制収容所にも日常生活はある。〔…略…〕日常は、はなはだしく非日常的なもの、つまり、その外部までいともあっさりと呑み込んでしまう」（鷲田 二〇〇八：二六）という日常の性質は、

「単なる惰性態ないしは不活性態」ではなく、「自らを不断に編成しなおしていく力動的なもの」（鷲田 二〇〇八：二七）として捉え直す必要があると論じられている。そうであるならば、筋ジストロフィー病棟の患者たちの日常の世界も、否定的な側面からではなく、「普通ではないという別の在り方、異質性として」、すなわち「〔…略…〕世界への着生の仕方、錨のおろし方としてむしろポジティブに問題化」（鷲田 二〇〇八：三三）していく必要があるだろう。

本書では、筋ジストロフィー病棟に暮らす人びとの「世界への着生の仕方、錨のおろし方」を探究することを試みた。そのために、メルロ＝ポンティの「現象的身体」の概念を手がかりに、あらゆる意味が生み出される前意識的な身体的実存の層に注目して記述した結果、従来、指摘されてきた患者たちや彼らの生活とはまったく異なった存在次元が立ち現われたと考えられる。すなわち、患者たちから語られた病棟の暮らしとは、「同じ病気の仲間と共に暮らし、また、その仲間の死を見送り続けながら生涯を過ごす」という閉ざされた不活性な生活というよりも、むしろ、開かれた動的な経験であった。そのような経験は、筆者に語り始めてくれた当初のOさんが、今の療養生活を「こんなもんじゃないか」としか語るほかなかったように、当たり前すぎて語るには困難を覚えるもの、またいろいろな話をしながらも、主題として明確には浮かび上がってこないものであった。しかしながら、入院前の生活や入院のいきさつなどの過去の経験や将来への思い、病棟仲間などについて語るうちに、彼ら一人ひとりの現在の療養生活のあり方が、少しずつ浮かび上がってきた。そこでは、患者たちは進行性の疾患を抱え、さまざまな支援を受けながら暮らさなければならないという医学的治療の対象者として存在する以前に、スタッフや他患者、家族などとのかかわりのなかで、いきいきと自らの生活を能動的に営む者として存在していた。

最後に、これまでみてきた小児病棟と成人病棟に暮らす人びとのそれぞれの経験を横断的に分析することによって見出された、他者、時間性、自由、受動性と能動性という四つのテーマから、再度、彼らの語りに注目して、筋ジストロフィー病棟の療養生活の成り立ちについて記述していきたい。また、看護師と母親の記述から見出された「察する」と「見る」という行為にも注目して、彼らのかかわりが、患者たちの療養生活をいかに成り立たせているのかについても考察することで、筋ジストロフィー病棟の生活が、そこに集うさまざまな人びとによって営まれていることを確認していく。

第一節　他者と共に生きる病棟生活

❖全体で一つの系となって行う共同実践——患者 - スタッフ関係

筋ジストロフィー病棟では、医師を中心に、看護師や理学療法士（physical therapist：ＰＴ）、作業療法士（occupational therapist：ＯＴ）など多職種からなるチーム医療のもと、進行性の筋力低下を患う者たちを医学的療法の対象者として、彼らに対する支援方法が探究され、実施されてきた。他方で、本書においては、病棟のさまざまな生活介助の場面、たとえば、体位調整や吸引などにおいて、患者たちは、ただ介助を受ける対象者というよりも、介助するスタッフに自ら指示を出し、その指示に従って介助が進められてもいた。ここでは、小児病棟の車いす移乗の参加観察を通じてインタビューしたAさんの「自分で理解している」という語りに再度注目し、患者たちとスタッフとの関係の成り立ちをみていきたい。

人工呼吸器を装着しているAさんの車いす移乗は、人工呼吸器の着脱を担う看護師と他二名の介助者によって行われていた。その車いす移乗を手伝った際に、Aさんから慣れない私に合わせて、手を置く位置や呼吸器の備品を置く位置などについて次々に指示が出され、その指示が的確でわかりやすいことを伝えると、Aさんは「自分で理解しているから」と答えた。つまり、Aさんは、車いす移乗をはじめとする生活介助を「自分で理解して」、スタッフに自ら指示を出すという方法によって参加していた。このように、スタッフによって行われる生活介助を「自分で理解する」とはいかなることなのだろうか。

この「自分で理解している」ということについて、Aさんは「感覚で、音とか、体で覚えているというか、感じる、五感、味覚以外の所で感じているっていうか」と語った。この語りは、その前に、自分では見えない位置にあるめがねケースを介助員が見つけた際に、「あっ、（見つかったのが）音でわかった」というAさんの語りを取り上げたことから、Aさんに浮かび上がったと考えられる。ここでは「……というか」、「……っていうか」というように、まだ断定できない考えとして語られたが、そのようなAさんの「理解」とは、介助方法を論理的に判断してわかることではなく、「音でわかった」というように、音や体で覚えたり、感じたりすることでわかる、知覚的な理解であった。

また、一般的には、日常の体位調整、たとえば、椅子に座っているときに、なにげなく姿勢を正したり、足を組んだりするような動作は、はっきりと自覚されないまま行われている行為といえるだろう。家族のもとで暮らしていたAさんも、自分の介助を「ちょっと軽く言えば分かる」、「やり方覚えとる」慣れた親や学校の先生という特定の人たちに依存していたために、自分で意識する必要がなかった。しかし、入院生活において、「いろんな人にかかわ」り、自分を介助する人も毎日変わっていく環境のなかで、「人の頼み方とか」、「説明しながら分かるように」言うなど、その都度スタッフにAさん独自の介助方法を伝える必要があった。そのために、Aさんは、たとえば、車いす上での足の組み方などの本来なら自覚しないことを自覚して、スタッフに伝える必要があると捉えていた。この本来なら自覚しないことを自覚することが、Aさんの言う「自分で理解している」ことであると考えられるが、それは前述したように、明確には断定できない知覚的理解に基づくものであったことから、前意識的な層における経験といえるだろう。この次元の経験は、一般的には意識されることのない経験であるが、Aさんは、そのような前意識的な層における経験を「自分のことと思って理解しとかんと」、「心づもりしとかんと、そういう力が必要」と、自覚しようとしてきた。そのようにして自覚したことを土台にして、スタッフに伝える「力」や「能力」を身につけ、それに「慣れ」て、介助するスタッフに的確に指示を出すことが可能になっていたと考えられる。

以上のようにして行われる生活介助、ここでは、車いす移乗の際にAさんから出された指示において、Aさんの「背中をもうちょっと後ろに」、「足を組ませて、左が上」という指示と、それに沿って作業療法士が次々に実施する介助は、指示するAさんの言葉が早すぎたり、作業療法士の介助が遅すぎたりすることもなく、両者の行為が一体となって一定のリズムにのっているかのように、タイミングよく重なり合って行われていた。そのような両者の行為は、まるでAさんが自ら背中を後ろにずらしたり、足を組んだりするかのように自然に進められていた。

その際作業療法士とAさんは、支援する主体と、支援される客体という別々の存在ではなく、全体で一つの系となって共同実践を行っていたのではないか。メルロ=ポンティ(一九七四:二二八)は、複数の身体の間の共同実践を次のように記述している。「私の身体は他者の身体のうちに己自身の意図の奇跡的な延長のようなもの、つまり世界を扱うなじみの仕方を見出すのである。以後、ちょうど私の身体の諸部分が相寄って一つの系をなしているように、他者の身体と私の身体もただ一つの全体をなし、ただ一つの現象の表裏となる」。実のところ、Aさんは、作業療法士の介助によって姿勢を正すという「なじみの仕方を見出していた」。本書では、その他にも、作業療法におけるAさんとGさんのネジ回しの場面や、歯磨き介助の方法を媒介としてつながっていたCさんと介助員、また現在では動けなくなったEさんに代わって、Eさんの訓練を行う父とEさんの間などにも同様の共同実践をみてとることができた。

❖共にある他者――病棟仲間との関係

筋ジストロフィー病棟は、長期にわたり同じ病気の仲間たちとの共同生活を送る場所であると同時に、その仲間の死を見送り続ける場所でもあることが特徴として語られてきた。そこでは、患者たちの間の閉塞的で不活性な関係のなかにある不安や葛藤、意欲低下、対人関係の問題なども指摘されてきた(三吉野ほか 一九八五、桑原ほか 一九八九、鈴木 一九九五、辻野 二〇〇五)。しかしながら、本書においては、たとえば、成人病棟のPさんにとって、「自分ができなくなっても、できる部署で精一杯のことをやって」、「自分で、自分の生活を設計」してきた女性患者山口さんとの出会いが、単独外出の語りにみられるように、その後のPさんの生活にさまざまな影響を与えたという。ここでは、こうした病棟仲間との関係について検討するため、成人病棟のOさんの語りを振り返ってみたい。

Oさんは、毎日の生活のなかで、作業室で裁縫をしながら多くの時間を過ごすことを、「ベッドを生活の場にせんといけん人」と自分を比較して、「まあ、たまたま今の症状の中で動ける」、「そういう生活ができる」と語った。また、別の語りのなかでも「たまたま、筋ジス筋ジスというても、型がね、進行の遅い部類だったけん、ああいう生活がおくられたのかも」と語った。これらの語りから、Oさんは、「ベッドを生活の場にせんといけん人」、つまり、自分より病状の進行している他患者の状態や暮らしぶりをみて、今の作業室で裁縫ができる自分の状態を位置づけており、それは同時に未来の自分の状態をも理解することになっていたと考えられた。

メルロ=ポンティ（一九七四：二二七）は、私たちが他者の存在を無意識のうちにとらえていることを次のように記述していた。「他者の存在は、たとえ彼についての私の認識が不完全な時でさえも、私の生の地平にあって、異論の余地のないものなのである」。病棟において「ベッドを生活の場にせんといけん人」は、気管切開をして、個室で臥床して過ごしている人が多い。すなわち、Oさんたちは、自分たちより病状が進行してベッドで生活している人びとや彼らの暮らしぶりを実際に見ているのではなく、むしろ彼らがOさんたちの日常では見かけない存在、つまり不在であるということによって、自分たちの今と今後の生活を理解していたと考えられる。ここでの他者とは、Oさんより状態の悪い人たちであり、それゆえに、気遣う相手であると同時に、近い将来、自分も他の患者仲間もそのような状態になる可能性をはらんでいるという意味で、Oさんと切り離された他者ではなく、Oさんの「生の地平にある」者、すなわち、Oさんと共にある他者として捉えられていた。そのことは、Oさんが、作業室で過ごすことのできる今の生活について、「たまたま」と偶然のように語ることからも、「ベッドを生活の場にせんといけん人」は、Oさんの将来の姿でもあり、Oさんにとって身近な存在として捉えられていたと考えられる。

このように病棟では、全面介助で臥床して暮らす人たちの存在（不在）によって、各々が「動ける」状態にある今の生活、ここでは、Oさんの作業室で過ごすことを重視した生活が成り立っていた。Oさんたちのような病棟の仲間同士の関係は、別の患者たちの語りにもみてとることができた。たとえば、成人病棟のQさんにとって、隣のベッドの具合の悪いメグミさんの状態は、将来の自分の姿として想起され、それゆえにメグミさんを心配しながら、同時に、現在の自分の「まだ大丈夫」な状態が自覚された。また、小児病棟のEさんも、「進行した」り、「動けなく」なったりする同じ病気の仲間が、「すぐ」、「早く」亡くなることを「見る」ことによって、同じ病気の仲間の進行状況と同時に、自分の病気を、動かなければ「すぐ」、「早く」、「亡くなる」病気として理解して、父から言われた訓練に弟と励んでいた。

第二節　時間と経験の更新

❖過去の経験の更新

筋ジストロフィー患者に対する医療や支援は、進行する症状に対して、いかに機能を維持して、延命できるかを模索しながら推進されてきた。たとえば、第一部で紹介した小児病棟のEさんも、他患者を見て、「すぐ」、「早く」亡くなる、「どんどん悪くなる」、「一週間何もしないで寝てたら、歩けなくなる」というように自らの病気を症状の進行するものとして理解し、「二〇歳までが勝負」と厳しい訓練に耐えて病いに立ち向かってきた。このように、筋ジストロフィー病棟において、時間は病いの進行や機能低下とともにあり、不安をもたらすもの、あるいはときに、対抗するものであるといえよう。他方で、患者たちの経験における時間は、必ずしも不安をもたらすだけのものではなく、患者たちの生活を豊かにするものという側面もあると考えられた。ここでは、Eさんが以前ブログに書いた「注入の味がおいしい」という記述に関する語りに再度注目して、患者たちの時間性の問題について考えてみたい。

Eさんは、筋力低下のなかでその進行を遅らせるために、歩行したり、車いすを利用したり、その他にも口から食べたり、飲んだりすることを「ぎりぎりまで」頑張ってきた。そして、調査時には二四時間人工呼吸器を装着して寝たきりの生活になり、食事はすべて胃瘻から注入で得ていた。胃瘻を勧められた当初は、「まだ飲めると、自分ではあきらめていなかった」と語る一方で、その後、食べるのが苦しくなり、大量の栄養剤を飲んだり、鼻チューブを利用したりした経験を経て胃瘻を造ったときには、「これで食べなくていい、飲まなくていいという思いの方が強くて安心したし、嬉しかった」と語った。そのようなEさんが、車いすで活動的に生活していた頃に始めたというブログに書かれてあった「注入の味がおいしい」という言葉に目がとまり、注入の味がおいしかったらいいなという思いから、そのことについてEさんに改めて聞いてみたことを振り返ってみたい。

「注入の味がおいしい」ということについて、Eさんは、「何て言うんだろう、感覚的なものかもしれん」、「胃が信号かもしれない」、また、「おいしいとは違うんだろうけど」と考えながら、「空腹が満たされる感じ」、「胃酸が出る感じ」、「自分に入っている方が一番感じる」と、感覚的な経験として語った。すなわち、Eさんにとって「注入がおいしい」という感覚は、空腹が満たされたり、唾液が出たりする感覚であり、「おいしい」とは異なるかもしれないけれども、ここでは「おいしい」としか表現できないような感覚として捉えていた。この感覚について、もう少し詳しくみていきたい。

私たちは、通常、口から食べる際に、「おいしい」という味覚と、空腹が満たされる感覚、唾液が出る感覚とは、各々異なる感覚として捉え、表現することが可能である。一方で、胃瘻から注入を得ているEさんは、味覚を感じることはできないが、満腹感や胃酸が出たり、注入が入ったりするという感覚を得ることは可能であり、実際にEさんは、注入について「空腹が満たされる感じ」、「胃酸が出る感じ」、「自分に入っている方が一番感じる」と語った。しかしながら、ブログでは「注入で空腹が満たされた」、または「注入で胃酸が出た」ではなく、「注入の味がおいしい」と表現された。口から食べて「おいしい」という味覚を感じることのできなくなったEさんが語る「おいしい」という感覚は、いかなるものなのだろうか。

前述したように、「おいしい」という感覚は、通常は口から食べて味覚として感じられるものであり、ゆえにEさんにとってこの「おいしい」という感覚は、胃瘻から注入を得る以前の口から食べていた過去の経験に基づくものと考えられる。そのことからEさんは、過去に口から食べて「おいしい」と感じたさまざまな経験を胃瘻になった現在も保持しており、それに基づいて注入の味を「おいしい」と表現したと考えられる。すなわち、「注入の味がおいしい」というのは、空腹が満たされ、胃酸が出る感覚に加えて、過去に口から食べて「おいしい」という感覚をも含みもった、注入から得られる満足感を表現したものと考えられる。

また、Eさんが「よく食べられないから見るとかわいそうといわれる」というように、一般的には、胃瘻を造設して口から食べられない患者にとって、テレビや横で人が食べるのを見るのはつらいのではないかと捉えられがちだ。しかし、第二章でみたように、「逆に見たくなる」と注入の時間に合わせて料理番組を見たり、また、他者が「おいしそうに」食べたりするのを「見ときたいぐらい」だと語った。そのことから、Eさんは料理番組やおいしく食べる「他者の身体によって自らの身体を知覚し、それを介して、他者の身体のうちに自らの志向を知覚し」（メルロ＝ポンティ　一九七四：二一八）、食事に向かっていたと考えられる。Eさんは、料理番組やおいしく食べる他者を見るという経験へと更新することによって、従来の食事を得て満足するという感覚を保持しようとしていたと考えられる。

それが可能なのは、メルロ=ポンティ（一九七四：五六）がいうように、「知覚は、真の歴史であるというよりは、われわれのうちにある〈前史〉の存することを証言し、それを更新するもの」だからである。Eさんは、知覚を通じて「過去の経験を現在のうちに保持し、それを更新する」ことによって、「注入がおいしい」と感じていた。それはさらに、「食事をおいしくとりたい」というように、未来に向けて開かれているものでもあった。このように、Eさんによって語られた療養生活における時間は、メルロ=ポンティのいうところの「線ではなくて志向性の網」（メルロ=ポンティ　一九七四：三二五）なのであり、「今」を生きる彼の志向性によって手繰り寄せられた「厚みとその汲みつくしえない豊かさ」（メルロ=ポンティ　一九七四：五六）をもった層から成り立っている。

Eさんの経験においてみられた時間の更新は、他の患者たちの経験においても同様にみられた。小児病棟のAさんは、入院後にいろいろなスタッフに自分の介助を依頼しなければいけないという経験を通じて、入院前の苦手だった人とのかかわりを更新し、「どう話していいか分かってきた」、「逆に僕にとっては良かった」と自身の入院を意味づけて、積極的に病棟の日課に参加していた。また、Eさんは、車いすでの生活における「しんどかった」などの過去の困難な経験を「ぎりぎりで」、「やり遂げた」というある種の達成感へと更新して、ベッド上で臥床して過ごす生活に移行していた。また、成人病棟のOさんは、学校や児童施設で「さみしい思いもした」経験や、社会で働いたさまざまな過去の経験を今の生活において意味づけ、「こんなもんじゃないか」と受け入れていた。また、その生活は、自分たちより進行の早い「ベッドを生活の場」とする他患者の生活と比較されることで、「今」に限って可能な生活であることも自覚され、作業室で過ごす時間を大切にしていた。

第三節　療養生活における自由

筋ジストロフィー病棟の患者たちは、進行性の疾患を抱え、さらに専門病棟で医療的管理のもと、二四時間決まったスケジュールを繰り返しながら生涯を過ごすことから、不自由な生活を余儀なくされていると指摘されてきた。本書においても、たとえば、人工呼吸器を二四時間装着していた患者たちは、看護師や遠方に住む家族の付き添いがなくては、病棟の外に出ることも難しく、その不自由さを嘆くこともあった。他方で、患者たちは、そのような不自由な生活のなか、そのときどきの状況下において自由を見出し、生活していた。ここでは、Dさんの食べることについての「思い通りに身体が動くことがうれしい」という語りに再度注目して、彼らの自由な生活がいかに成り立っているのかについて考えてみたい。

「思い通りに身体が動くことがうれしい」という語りは、たとえば、けがなどでしばらく身体を自由に動かすことのできなかった人が、久しぶりに身体を動かすことができたときのように、一般的には運動などをして身体を自由に動かすことができて喜びを感じた際に発せられる言葉であるだろう。しかし、ここでの語りは、一五年前から人工呼吸器を装着し、それ以来ほぼ臥床した生活をしているDさんによって語られたものである。

食べることが楽しみと語ったDさんは、二年前に胃瘻を造設し、調査時点では、一日一回のみベッド上で食事介助を受けながら口から食事をとっていたが、その食事も、口が十分に動かず、主治医から「（中止と）いつ言われても不思議じゃない」と思いながら、毎回の食事に向かっていた。そのようななか、いつもよりDさんの食事がすすんでいるようにみえた日の食後に「今日は良かったんじゃない？」と声をかけると、「楽しいねー」という返事が返ってきた。

Dさんは、この「楽しいねー」に続いて、「身体もそんなに疲れない」と語り、さらに「食べ物を動かせる」、「それが噛める」と語る。他方で、食べにくくて、身体が疲れるのは、「思うように（口が）動かんで、いらん所に力入っている」と語る。このようにDさんにとって「楽しい」と感じる食事は、食べ物を動かして、噛めること、思い通りに口が動くことであった。

このように、ベッド上で看護師の介助のもとで食べるDさんの食事は、いわゆる一般的に考えられる「楽しい」食事とはまた異なると考えられた。そこで、私が「おいしいではないの？」と聞くと、しばらく考え込んで、今度は「運動して、身体を動かしたら気持ちがいいとかいう人」を例に出して、「それに近いかも」、続いて「思い通りに身体が動くことがうれしい」と語られた。そのことから、Dさんにとって、「楽しい」と感じる食事は、前述したように思い通りに口を動かすだけではなく、身体を動かすことでもあったと考えられた。さらに、ここでは、「うれしい」の主語が、「思い通りに身体が動くこと」であることから、Dさんにとって食べることそのものの意味も、食べ物をおいしく食べるというよりも、思い通りに身体を動かすことであると考えられるのだ。

そして、食事がすすむときには「思い通りに身体が動き」、ゆえに、そこでは「おいしい」ではなく、運動して「気持ちいい」という感覚に近いような「楽しい」、または「うれしい」感じをもったと考えられる。この身体が動いて「楽しい」、「うれしい」という感覚は、「口が動くと、味も違う。味がよくわかるといおうか」と語られるように、食べて「おいしい」という感覚を含みもつような、多様な感覚から成り立ち、Dさんの食事だけではなく、寝たきりの生活をも豊かにしていると考えられる。

このように「思い通りに身体が動くことがうれしい」ということを自覚したDさんは、続いて、「どっかで、自分の意志で動きたいというのが残ってる……」と語られた。二四時間臥床して暮らし、生活のすべてにおいて介助を受けながら過ごしているDさんにとって、「自分の意志で」、また先に述べた「思い通りに」動くとはいかなることなのだろうか。

この「自分の意志で動きたい」という志向性は、「どっかで」と、どこかわからないほどに不明確なところで、「残っている」程度のものであり、すぐにでも消失してしまうもののように語られる。このように十数年間もベッド上で臥床して過ごしてきたDさんが、わずかでありながらも「自分で動きたい」志向性を保持してきたことから、臥床する生活になって徐々にさまざまな動きが困難になるなかで、「自分の意志で動きたい」という自由への思いは逆に強まっていったと考えられる。そのことから、Dさんは、食事の際に使う一見わずかと思われる口や身体の動きでさえも、「思い通りに」、「自分の意志で」動くことを自覚して、重視していたと考えられる。このように自分で動きたいという志向性が、身体の機能低下が進むなかでも、Dさん自身もはっきりとは意識しえない次元に残っていることで、Dさんは食べにくい口を動かして、毎回の食事に向かうことを可能にしていたと考えられる。

メルロ=ポンティ（一九七四：三七二）によると、自由とは「状況に条件づけられた自由」、すなわち、常に存在のうちにある支えなしには存在しえず、自由は常に状況における自由、状況に条件づけられたものであり、世界への参加によって自己を拘束することなしにはどんな自由も存在しないと指摘されている。前述してきたDさんの、食事を通じて「思い通りに身体が動く」という自由も、Dさんが、嚥下機能の低下によって口が動きにくくなるなかで食事に向かうという世界への参加によって得られた自由であり、「状況に条件づけられた自由」であると考えられる。そのような自由のなかで、Dさんは、「自分の意志で動きたい」という志向性を実現しようとしていたと考えられる。すなわち、Dさんは、食べることを通じて動きにくくなった身体を「思い通りに」動かそうという身体の新たな可能性に向かって、自らの世界を拡張しているといえる。このようなDさんの生活は、機能低下によって胃瘻を造り、食事も一日に一回に減り、口や身体も思うように動かない不自由な生活でありながら、食べることの意味を食べることそのものから思い通りに身体を動かすことへと移行し、そのような新たな世界へと拡張された自由な生活であると考えられた。

このように「状況に条件づけられた自由」は、他の患者たちの経験のなかにもみられた。小児病棟のBさんは、自分の手に軽い収縮があることがわかった可動域の計測について、その「できない」という状態を「分かる」というだけではなく、さらに「何がどうできないからどうしたらいいか」、「どうやったらできるか」、「できる方向性を、見つけていく」と語った。そのことから、Bさんは、できないという状態のなかで、新たにできることやその方向性を見つけるという自由をもっていると考えられた。また、臥床した生活によって身体も楽になり、事故もなくなり、時間も自由にあると語るEさんにとっての自由も、臥床した生活という「状況に条件づけられた自由」のうえに成り立っていると考えられる。また、成人病棟においても、たとえばPさんは、単独外出では「何かあったら大問題になる」ため、体調や事故に気をつけるなど細心の注意のもとで実施しているというように、自分の自由な時間を保持していくために、さまざまな制約を自らに課していた。このように患者たちの生活において、自由と制約は対立するものではなく、自由を守るために制約が課せられ、またその制約下においてさらに自由が要請されるというように、自由と制約は裏表一体となって、生活のなかで繰り返すように経験されていた。

第四節　受動性と能動性からなる世界経験

本書において、患者たちはさまざまな生活介助に自ら参加したり、動きにくい口を動かして食事に向かったりするなど能動的に暮らしていた。他方で、患者たちは、疾患の進行によってもたらされるさまざまな状況と折り合いをつけ、受け入れてもいた。ここでは小児病棟のEさんの「寝たきりになってホッとした」という語りに再度注目して、病棟で暮らす患者たちの能動性と受動性の問題について考えてみたい。

調査当時、ほぼ二四時間臥床して過ごしていたEさんのベッドサイドで、車いすで活動的に過ごしていた頃から書いているというブログを見ながら、当時の仲間と楽しく入院生活を送っていた話を聞いていた。そのときに、「(いつも) いかに楽しく過ごせるかを考えている」という語りに続いて、「寝たきりになり、ホッとした」と語られた。

筋ジストロフィー病棟において、とくに近年の医療技術の進展に伴い、人工呼吸器などの医療機器を装着して長期にわたり臥床して生きる患者が増えつつあり、そのような患者たちの生きがいやQOL (quality of life) の問題が重視されていることは、すでに繰り返し述べてきた。患者たちにとっても、二四時間臥床する生活になるということは喫緊の問題であり、その時期を可能な限りで延期して、車いすで自由に動き回る生活をしていたいと考えていた。四〇年近く入院生活を送ってきたEさんも、まだ医療機器も十分に揃っていない入院当初、「進行して」、「動けなくなった」仲間が、「すぐ」、「早く」亡くなることを見てきたことから、「動く」ことの必要性を感じ、弟と共に筋力の低下するなかで、周囲が次々に電動車いすに乗り始めるのを見ながら、歩いたり、また手動の車いすにこだわるなどして厳しい訓練に励んできたという。つまりEさんにとって、「寝たきり」になる生活は、長い間、抵抗し、回避してきた生活であったと考えられる。しかし、実際にそのような生活になった際に語られたのは、寝たきりになることへの不安や危機感などではなく、「ホッとした」という安心感であった。このようなEさんが臥床して過ごす生活は、いかに成り立っているのだろうか。

Eさんは、その「寝たきりになり、ホッとした」ということについて、「(車いすの生活が) しんどかったと思うから」、「まあ、寝た方が楽だというのが一番かな?」と断定しない語り方をすることから、Eさんにとって車いすの生活が「しんどかった」生活で、現在の「寝たきり」の生活の方が「楽」という考えは、まだ明確な考えではないといえる。よって、Eさんは、続けて「痰とかが、寝たきりの方が出しやすいというのがある」、「時間も自由にある」、また、「事故の方がとれた」と語りながら、寝たきりの生活のメリットを自覚していったといえる。さらに、「ぎりぎりまでいったからだけどね。限界近くまで」と語られることから、「寝たきりになり、ホッとした」という状態は、過去の車いすでの生活が、ただ単に「しんどかった」、「何もできない」、「危ないなと思うこともあった」というだけではなく、そのような生活をぎりぎりまで頑張った結果、到達されたものでもあると捉えていたと考えられる。このようにEさんは、進行を遅らせるために動けるうちは動くことを重視して、「ぎりぎりまで粘った」結果として、現在の「ホッと」した生活に至り、そこでは、身体も楽で、時間もあり、事故のない生活であると捉えていた。

次に、続いて語られた「いずれ寝たきりになると分かっていることだから、無理して、なんか起きたら、しんどくなるだけだから〔…略…〕まあ、合理的と言えば合理的」、「多分、メリットとデメリットをはかりにかけて、メリットの方が多いと判断したから」、「無理強いをしないということかな」という語りについて考えてみたい。前述したように、車いす生活においては「ぎりぎりまで粘った」と語りながら、ここでは、現在の「寝たきり」の生活は、Eさん自らが合理的にメリットとデメリットを考えて判断した生活であると語られたことから、「無理」をすれば、まだ「座る」生活の可能性が残っていると捉えていると考えられる。そのことは、「無理じゃなかったら座るけれども、進行は遅い方が、次の段階に進むのが遅れるわけだから、結局は長生きにつながるから」という語りにもみてとることができる。

このように現在臥床する生活を送るEさんが、「座る」生活の可能性をもち続けているとはいかなることなのだろうか。機能低下も進み、また、車いす生活を「ぎりぎりまで粘った」、「外出しつくしている」、「やり遂げた」と感じているEさんは、実際に「座る」生活に戻ることはないと考えられる。つまり、長期にわたり「寝たきり」にならないように活動的に過ごしてきたEさんにとって、「座る」生活への可能性があるなかで、Eさん自らが判断して臥床する生活を選択するということが重要であったと考えられる。

このようなEさんの臥床する生活は、疾患の進行の結果もたらされ、また医師より勧められたものでありながら、それ以前に、「一つの受託であり、一個の状況内存在」（メルロ＝ポンティ 一九七四：三三二）であると考えられる。メルロ＝ポンティは、「時間は私があろうとしているものから私を引き離しもするが、それと同時に、距離を置いて私を捉えたり、私を私として実現したりする手段をもまた私に与えてくれる」（メルロ＝ポンティ 一九七四：三三二）と記述している。Eさんも機能低下に伴い、車いすの生活を続け活動的に過ごすことから「私を引き離された」が、同時にそれらを「受託」することによって、その受託された「寝たきり」の生活において、「絶えずやり直し」、たとえば、前述したように胃瘻から得る注入を「おいしい」と感じたり、なるべく長い時間、パソコンに向かうことができるようにベッド上での体位を自ら考えたりして、「私を私として実現」しようと自発的に暮らしていると考えられる。このようなEさんの寝たきりの生活は、受動性と能動性の双方の意識作用によって成り立っていると考えられる。

このような能動性と受動性は、他の患者たちの間にもみられた。Aさんが車いす移乗などの生活支援の際にスタッフへ出す指示は、Aさんが、自宅とは異なり、いろいろな人にかかわり、介助を依頼しなければならない入院生活を受け入れたことによって生まれたものであった。また、「最後は自分で決める」と語ったAさんの作業療法の時間は、「最後」以外の部分は、作業療法士の介助によって行うことを受容することで成り立っていた。また、食べることが楽しみなDさんも、二年間考えた末に胃瘻を造り、口からとる食事も一日一回に減ったことを受け入れたことによって、「いい状態で食べられる日」には、「思い通りに身体が動く」と感じることができていた。

第五節　「察する」ことと「見る」こと

今日の医療技術の進展に伴い、筋ジストロフィー疾患に関する新生児スクリーニングテストなどの検証も進められるなか（Parsons et al. 2002, 2004）、医療者は、患者や家族に対して、遺伝カウンセリングをはじめ、早期診断や告知、病状などのさまざまな説明責任が求められている（Plumridge et al. 2010）。他方で、本書では母親たちをはじめ、患者たち、看護師などのスタッフもまた、独自の方法で、すなわち、「察する」や「見る」という行為によって、患者たちの病気やその生活などについて理解していた。そこで最後に、看護師や家族の語りから浮かび上がった「察する」と「見る」という行為に再度注目して、患者たちの入院生活について考えてみたい。

❖互いの思いを「察する」なかで築かれる関係

看護師Jさんによって語られた病棟の「仲間を見送る」という習慣は、死にゆく患者の見送りに際して、病棟に長くいる看護師らが、残される患者仲間たちの不安を気遣いながら、彼らに仲間の深刻な状態や亡くなったことをそっと声かけすることによって実施されていた。この行為は、残される患者たちに非常に複雑な思いを抱かせるものだと考えられるが、病棟で患者たちの傍らで彼らとかかわってきた看護師たちは、患者たちの気持ちに配慮して、彼らが、仲間を見送りたいという思いがあるかどうかを直接的に聞いて確認するという方法ではなく、彼らの日頃の言動からその思いを感じ取り、実践されていた。そして、患者たちも仲間の死に対して、不安や悲嘆を感じながらも、看護師たちの配慮を感じ取り、看護師の声かけに応じ、実際に仲間を見送るという行動となって実現されていた。

ここで語られた看護師たちと患者たちの行為は、長い年月を経て、習慣となっていったものと考えられる。すなわち、ここでは「仲間を見送る」という行為について、看護師と患者は互いの思いを語り合うことなく、看護師による声かけや患者の仲間を見送るといった実際の行為から、互いの思いを確認することで、習慣として成り立っていた。言い換えると、看護師のあえて言葉にして確認しないという行為によって、患者と看護師の間で互いの思いを察し合い、気遣い合うような関係を構築してきたのではないかと考えられる。そのことは、このような行為が、患者や看護師が入れ替わるなかでも続けられ、習慣として維持されてきたことからもみてとることができる。

このような看護師と患者の間に生まれた相手の思いを気遣い、「察する」という行為は、患者－看護師間だけでなく、子どもの診断について「言わない」という行為においてみられた医師と母親Lさんの間や、病棟に見舞いに来る母親Kさんと子どもたちの間でもみられた。次に、母親Kさんと息子の間にみられた「察する」という行為に、再度注目してみたい。

❖「察する」という行為を通じて続く親子の絆

月に一、二回、筋ジストロフィー病棟に入院している息子の見舞いにやってくるKさんは、朝から晩まで病棟と寝泊まりするセンターを行き来して、自分では自由に動けない息子の手伝いをしていた。そのようなKさんの息子を手伝う行為は、息子の「食べる」などの生活行為と一体となって、ある種の使命感のもと、習慣となって続けられていた。そして、その習慣化したKさんの手伝いは、息子から直接依頼されるのではなく、息子が望むであろうことをKさん自身が「察して」行われていた。このような、息子の要望を「察して」手伝うというKさんの行為によって、Kさんの「自主的にやっている」という感覚が導き出され、そのことも、Kさんが病棟で一日中息子の手伝いをするということを成り立たせていると考えられた。では、Kさんの「察する」という行為はどのようなものだっただろうか。

毎日の日課のなかにあるKさんの息子の吸入は、吸入器がいつもはベッド上に置かれているために、顔を自由に動かせない息子の口元にはどうしても少し外れたままで行われていた。そのような状況のなかで、Kさんが来た際には、吸入の時間に吸入液が息子の口にきちんとあたるようにその吸入器を持って実施されていた。

この吸入器を持つという行為は、Kさんの、息子にきちんと吸入液を入れたいという一方的な思いだけではなく、息子からの「何時頃来たらいい」という間接的な依頼に基づいていた。つまり、Kさんはその息子の「来たらいい」という時間は、吸入の時間であるために、「吸入器を持つ」という息子の要望を息子に直接聞くのではなく、Kさん自身が「察して」行っていた。すなわち、ここでは、Kさんと息子の間で直接的に依頼したり、聞いたりしないという関係性のなかで、Kさんの息子を手伝う行為が成り立っていた。

実際に、本書第一部で記述したように、入院生活において全介助の必要な患者たちは、さまざまな生活上のことを日々変わる病棟のスタッフに、いちいち依頼しなければいけないことを大変な経験として語った。そのようななかで、息子にとって、口に出して依頼しなくても、自分の要望をくみ取って介助してくれる母親の行為は、入院前から続いているものであり、とても安心させられるものであるだろう。よって、母親が、息子の入院後も同じように、見舞いに来た際には息子の要望を「察して」支援を行うことによって、お互いに離れて暮らしていても、親子の強い絆が維持されていると考えられる。

❖病棟で他患者を「見る」ことで伝える（未来の）生き方

母親Lさんは、気管切開をして人工呼吸器を装着した弟が、二四時間ベッド上で過ごすなかで、唯一動かすことのできる舌を使ってゲームですべてのレベルをクリアする姿を、まだ幼かった息子たちに「見せる」ことによって、当初は、息子たちが弟のことを「すごい」と「尊敬する」人として捉えてくれることを望んでいた。そして、今、当時の弟と同じように、気管切開をして人工呼吸器を装着して、二四時間ベッド上で過ごす目の前の次男を「見て」、彼の生きる姿に、弟の姿を「見せて」きたことの別の意味を浮かび上がらせたと考えられる。言い換えると、Lさんは、息子たちに対して、実際に病いを抱えて生きる弟の姿を「見せる」という行為によって、Lさん自身もはっきりとは自覚していないゆえに言葉では十分に説明できないメッセージを、時間を経て弟と同じように病気が進行し、気管切開をしてベッドで過ごす生活を余儀なくされながらも前向きに力強く生きようとしている次男から感じとり、「十分」と思ったと考えられる。

そのようなベッド上で臥床して舌でゲームをし続けるLさんの弟の姿は、当時入院していた他患者たちにとっても、とても興味深いものであったという。第一部で登場したDさんは、小学生の低学年で入院した際に、臥床しながらゲームをしているLさんの弟を病室の外から見ていたときのことを「どうやってゲームしてるんだろうって、聞けないから、ずっと見てたら、ある時、舌が動いてるの見てびっくりした」と語った。Dさんも、調査のときは当時のLさんの弟と同じように気管切開をして二四時間臥床した生活をしていたが、そのような状況にもかかわらず、自分の生きがいをもって、いきいきと毎日を過ごしていた（Ishida 2014）。そのような患者たちの生きる姿勢は、幼い頃に「見た」Lさんの弟の姿勢からも影響をうけていると考えられる。ここでは「見る」という行為によって、Lさんの弟が亡くなっても、その姿を見てきた次男や他患者たちが、時間の経過に伴う身体機能の低下により、同じように動けなくなっても、各々の生きがいをもって力強く生きていく姿勢となり、そのような姿勢が、病棟の中でバトンのように受け継がれていると考えられる。

自らの意思で体を動かせず、病は進行性である。そしていまだに根治療法は見つかっていない。それにもかかわらず、前向きに自分らしく生きる筋ジストロフィー患者の方々との出会いが本書の出発点である。

進行する病と真剣に向き合い、生き抜こうとする力の源泉はどこにあるのか。このシンプルだが難解な問いの答えを見つけるべく、多くの患者の方々にご協力いただき聞き取り調査を実施した。正直なところ、問いに対する明確な答えを見つけられたわけではない。しかしながら、患者の方々のさまざまな語りを一度紐解き、再び紡いでいく過程を繰り返すうちに、動かない身体の内に秘められた生への力強い意思に背中を押され、一人ひとりの経験をありのままに記述したいという思いを強めながら、なんとか最後まで筆を進めることができた。

筋ジストロフィー病棟という空間は、患者の方々にとってたんなる治療や生活の場だけではなく、まさしく自らの生を生きる場でもあった。そうした場において、患者の方々からさまざまなお話を聞かせていただいた時間は、研究者あるいは医療者としてのみならず、一人の人間として、多くのことを教えられ考えさせられる貴重な経験となった。本書で取り上げた方々はもちろんのこと、その他、調査にご協力いただいた多くの方々にも厚くお礼申し上げたい。すでに亡くなられた方もいるが、退院をして地域社会へ復帰されるという、調査当時は予想もしなかったことを実現した方、病棟での生活をより充実して生きている方など各々の人生を歩まれている。調査協力者の一人が語ってくれたように、本書がみなさまの生きてきた証となれば、筆者として望外の喜びである。

また、調査をさせていただいた病院の院長、看護部長、病棟師長、医師や看護師をはじめとするスタッフ、ご家族のみなさまにも心より感謝したい。

首都大学東京大学院人間健康科学研究科看護科の西村ユミ先生には、大学院生時代にご指導いただく幸運に恵まれ、それ以降長期にわたってたいへんお世話になっている。出版に際しても、西村先生のご高著が出版されるたびに、「次は石田さん」と声をかけていただき、そのことを妄想のように抱き続けて、ようやく実現することができた。私は、当時、高速バスを使った遠距離通学をしていたが、大学に到着すると、まずは事務室でポットに紅茶をたっぷりと用意してから、先生の研究室にうかがった。先生とその紅茶を頂きながら、事前にメールで送った分析資料を前に、参加者の視点からデータを詳細に解釈することなど多くのことをご指導いただいた。このような時間は、現在の多忙な先生の状況から考えると、贅沢な至福の時間であったと思う。先生からは、研究のみならず仕事に向かう姿勢、仲間と学び語らうことの大切さなど、さまざまなことを教えていただいた。先生から投げかけられた問いに対しては、大体、即答することはできずに、帰りの高速バスや翌日から始まる調査の道中、また調査を終えて深夜にパソコンに向かうなかで考え続けているうちに、その答えのようなものが、語りの奥底からじわりじわりと立ち現れてきて、それを記述するということを繰り返していたように思う。

西村先生の主催する臨床実践の現象学会を通じて、現象学を専門とされている榊原哲也先生、村上靖彦先生、松葉祥一先生、小林道太郎先生、家高洋先生、また、池田光穂先生、杉林稔先生他、さまざまな専門領域の先生方にも、たいへんお世話になった。先生方には、研究会でご指導やご助言をいただくだけではなく、その後で必ず開かれる宴会の席で、お酒も飲めず、ともすると自分の研究の殻に閉じこもりがちになるなかで、家族や旅行の話からワインの楽しみ方に至るまで雑談を通して広い世界に触れさせていただいたことにより、そのたびに新たな気持ちで自らの研究に立ち帰ることができたように思う。松葉祥一先生には、本書のメルロ＝ポンティの記述に際しても、ご指導・ご助言を頂いた。また、現象学的研究に魅力を感じて集い、共に学んだ臨床実践の現象学会の仲間たちにも心より感謝したい。

大阪大学大学院医学系研究科保健学専攻の遠藤淑美先生にも、たいへんお世話になった。遠藤先生には、現象学的研究から一歩離れて、私の研究を質的研究という広い視点から、ご指導いただいた。大学院の合同ゼミでの発表を終えて、疲れ果てた私に心配そうに声をかけていただいたり、どこかとてもホッとする先生の研究室でたびたびお話しさせていただいたりした。その時間は、私にとってある種のカウンセリングのような時間でもあり、改めていい研究をしたいなと奮起して帰路に戻ることができた。また同じ時期に、各々の研究テーマに取り組み、励まし合ったゼミの仲間たちにも感謝したい。

現在勤務している神戸市看護大学精神看護学分野の安藤幸子先生には、いつも暖かく優しく包み込むように見守っていただいたことで、慣れない新たな職場環境のなかでこれまでの研究をまとめあげることができた。本書の出版が決まり一番に報告させていただいた際にも、一緒にとても喜んでくださり、喜びも倍増した。心より感謝申し上げたい。

調査や遠距離通学で家事が十分にできないなか、食卓に頻繁に登場することになったカレーを黙って食べ続けてくれた夫や二人の息子たちにも感謝したい。思春期真っ只中で将来に悩む息子たちに、投げ出すことも挫けることもなく人生を謳歌する筋ジス患者のたくましい生き方から生きる意味を学んでほしいと思いながら研究を進めていたところもあったと思う。また、近くでそっと見守り、八〇歳になっても手料理を差し入れしてくれる母、溢れるほどの愛情で育て、私のすることをいつも心配しながらも、見守り、応援してくれていた亡き父にも心より感謝したい。

最後に、株式会社ナカニシヤ出版編集部の米谷龍幸さん、また編集部のみなさんにも本書の出版に際して、さまざまなご助言とご協力を頂いたことを厚くお礼申し上げたい。

なお、本書は、大阪大学大学院医学系研究科保健学の修士論文と博士論文をもとにしている。また、二〇一八年度科学研究費の研究成果公開促進費（学術図書）による助成を受けて出版したものである。

二〇一九年一月　冬の神戸より

本書について

根治療法が未解明、進行性筋疾患、そして遺伝性疾患。これは、本書で注目した筋ジストロフィーという疾患の特徴である。そのため、これを患う者は、「喪失の連鎖」のなかで不安や葛藤を抱えながら生涯を過ごしているとされる。

筋ジストロフィーを患う者たちが長期にわたって入院、療養できる施設を、筋ジストロフィー病棟という。この病棟には同じ疾患を患う者ばかりが生活しており、ときにその〝仲間〟は、遺伝性疾患であるためだ。ここで生涯にわたって暮らす者も兄弟であったり親族であったりする。遺伝性疾患であるためだ。ここで生涯にわたって暮らす者も多く、それゆえに、亡くなる〝仲間〟を見送ることも経験する。ここでも「喪失の連鎖」が起こる。

病棟に入院するということは、看護師などの医療者と長期にわたって付き合い続け、逆に、家族とは離れて生活をする。病棟の看護師は口を揃えて、筋ジストロフィー患者とのかかわりが難しい、と言う。他方の家族は見舞いによって、長期にわたって支援を続ける。

このように、筋ジストロフィー病棟で入院生活を送る患者たちを紹介すると、押しつぶされそうな不安や葛藤、先の見えない困難を経験し、寝たきりとなって支援を受け続けている状況を思い浮かべるかもしれない。実際に、「いろんなことができきん、できなくなることを何十回、何百回と受け入れてきた。受け入れるのは当たり前になった」と話す患者を前に、本書の著者である石田さんは、「想像もできないような彼らの苦悩に関する語りに、返す言葉もなく、ただひたすら黙って彼らの話に耳を傾けるしかできないこともあった」と記す。

「他方で」――この論法は、本書で繰り返し用いられるが――「いろんなことができん」と訴える患者は、それを「受け入れてきた」とも言う。本書が注目するのは、この「できん」から「受け入れる」への反転、それを能動的に行っている患者たちの〝日常〟である。筋ジストロフィーを患う子どもは、母親と「毎月たんたんと定期健診に来て、学校で受けたテストの点数を報告してくれたりしながら元気な姿を見せてくれる」。胃瘻の手術によって「進化した」と言った者、気管切開の手術を「改造したぞ」と記した者、電動車いすを使わざるをえなくなって「一〇年前は車を運転していた」と語った患者との出会い。こうした前向きで力強い姿勢と前述した一般的な病気の捉え方の裂け目から、石田さんの問いが生まれた。

「筋ジストロフィー病棟の患者たちは、進行性の疾患を抱えながら、同じ病気の兄弟や仲間とともにいかに入院生活を成り立たせているのか」。

本書で試みられたのは、筋ジストロフィー患者一人ひとりの日常生活、つまり「かかわり」、「食べる」、「臥床する」、「同病者と暮らす」その「時間」の成り立ち、患者の生活を支援する看護師の語り、そして見舞いに来る母親たちの経験の詳細な記述である。この個別の経験が縦糸となり、「他者」、「時間性」、「自由」、「能動性と受動性」、「察すると見る」という横糸が編み込まれ、既存の理解を捉え直し更新することで、「開かれた動的な経験」が浮かび上がった。

たとえば、人工呼吸器を装着している患者の車いす移動は支援を受けて行うものであるが、「他方で」患者は自身のこの動きを「自分で理解して」作業療法士に指示をする。その動きは、患者と作業療法士との「両者の行為が一体となって一定のリズムにのって」行われるからこそ、患者の能動的な動きとなるのだ。この記述で、支援する者とされる者という関係の二項対立が退けられ、「なじみの仕方」が生み出される。見舞いに来ては、朝から晩まで息子のケアを続ける母親も、息子に直接聞かずとも望みを「察して」、それぞれの親子のなじみの仕方でその日を営む。

他患者の「ベッドを生活の場にせんといけん人」は、自分よりも病気が進行した状態にあり、場合によって先に「見送られる」者であるが、「他方で」その存在は相対的に自らの状態を位置づけ、同時に、未来の自分の姿を理解する者として意味づけられる。その意味で他患者は、自身と「生の地平」を共にする者となる。見送ることをさりげなく支える看護師の語りもあった。患者の日頃の言動から彼らの思いを感じ取る看護師の実践と、その配慮を感じ取り看護師の声かけに応じて仲間を見送る患者たちの、互いを「察し合い」気づかう関係は、病棟の患者や看護師が入れ替わったとしても続けられ、「受け継がれる」習慣となっていた。

「なじみの仕方」、「生の地平」、「習慣」、「受け継ぐ」。これらに関する石田さんの記述は、いずれもはっきり意識されないままに働き出している彼らの生の営みを表現するものであり、これを象徴している。この次元において、患者たちは医学的治療の対象として存在するのに先立って、「スタッフや他患者、家族などとのかかわりのなかで、いきいきと自らの生活を能動的に営む者として存在」するのである。

患者たちの日常を浮かび上がらせるのに、本書ではたびたび「他方で」という論法が活用された。この論法が、はっきり意識されない次元の営みの開示に一役買っている。「他方で」が用いられたのには、いくつかの理由がある。

一つめは、石田さんが患者たちのパースペクティブに基づいた経験に触れたこと。彼女のそれまでの理解を覆すような患者たちの言葉や日常生活は、外側から見ているのとは〝違った〟意味が彼らの経験に現れていることを彼女に知らしめた。これが、本書のもとになった研究に取り組む動機をも生んでいる。そして、博士論文として結実もしたのだ。

二つめは、現象学という哲学に出会ったこと。もちろん、前述した患者の経験や生活に出会ったからこそ、現象学者メルロ=ポンティの「人はしばしば、不具者や病人が己に耐えうることに驚嘆する。それは、彼らが彼ら自身にとって不具でもなければ死にかけているわけでもないからなのである」という言葉に目がとまったのであろう。この「彼ら自身にとって」が、石田さんの視点を定めたのだ。

三つめは、石田さんが自らの先入見に出会い直したこと。それは、患者たちの当たり前の生活や前向きな言葉に出会い、それらに関心を引き寄せられたという事実自体が物語っている。彼女は〝驚いた〟のだ。現象学の創始者フッサールの弟子であるフィンクが、現象学を「驚き」と述べたことが思い出される。石田さんの経験そのものが、現象学であったともいえるだろう。

現象学は、事象そのものに立ち返り、事象そのものの方からそれを捉え直すことを分析のスタイルとする。既存の筋ジストロフィー患者の理解や医学的視点、つまり「科学が構築する客観的世界」における理解をいったん棚上げし、「患者たちに経験されるあるがままの世界」に立ち返り、「生活上の出来事としての経験が、一人ひとりの患者の文脈のなかでいかに意味づけられるのかを丁寧に探究すること」。これが、本書の現象学的方法である。

しかし私は、これを越えていく視点を本書にみてとった。「世界の一員として存在するため」、「彼らの生活や介助の手伝いに参加するよう心がけ」、「手を出してもいいところと出さない方がいいところもわかってきて、次第に自然にふるまうことができるようになっていった」という、患者たちの「生活の一部に参加」し「患者たちの生活に私自身も入れてもらいながら」フィールドワークを行った石田さんの態度にこそ、現象学的な取り組みがある。それは、このフィールドに固有な現象学的方法ともいえる。自然にふるまえるようになったのは、患者たちとの行為の一体化を意味する。数年単位で行われた調査は、探究しようとする筋ジストロフィー病棟の習慣ないし地平に石田さん自身を組み込ませ、そこで浮かび上がってきた日常の成り立ちをともに形作り、それが理解の更新を促し新たな意味を浮かび上がらせることを可能にした。

患者たちはこの病棟で、「外に出ることも難しく、その不自由さを嘆くこともあった」が、他方で、「そのときどきの状況下において自由を見出し、生活していた」。決してスムーズに動けるわけではないものの、「思い通りに体が動くことがうれしい」と語ったこの患者の経験を、嚥下機能の低下によって口が動きにくくなるなかでもなお食事に向かうという「世界への参加」によって得られた「条件づけられた自由」と分析してみせた。それは、「ぎりぎりまで」口から食事をしていた患者が、ある種の達成感とともに、過去の食事をおいしく食べて満足することを現在において保持しつつ、未来に向けて、食事をおいしくとり続けたいという時間性のうちに実現したこととも記される。こうした現象学的記述は、石田さんが筋ジストロフィー病棟に長期間にわたって「参加」し、ともに経験を形作ることに何よりも注力していたからこそ実現したのであろう。ゆえに彼らの経験は、〝身体の新たな可能性に向かって拡張された自由〟という意味を帯びたのである。

障害者自立支援法が施行された二〇〇六年、政策医療の一つとして四〇年余り続いた筋ジストロフィー病棟は療養介護病棟という名称になり、入院形態が移行した。これに伴って、支援内容と対象も変更された。療養介護病棟への移行に伴うこの変化は、患者たちのパースペクティブにも変更を余儀なくさせる。たとえば、入院対象が変わるということは、病棟で暮らす他者も筋ジストロフィー患者に限定されなくなる。そうであれば、本書において記述してきた「他者」の成り立ちも自ずと異なってくるだろう。しかし、患者たちは決して受け身ではないと思われる。本書で示されたことを土台に考えると、彼らは変化する病棟のあり方にも能動的に働きかけ、彼らの生活を、その意味を拡張していくに違いない。石田さんが、「筋ジストロフィー病棟」という名称を用いることにこだわったのはそれゆえであろう。その意味において、本書の記述は、ある時代に要請されて作られた病棟とそこでの営みの〝歴史〟である。

本書で示された患者たちや看護師、家族の経験の成り立ちは、変わりつつある現在、そして動的に再編されつつある未来の、その土台となっている。患者の語った「進化」は、それを象徴する言葉であると思う。

西村ユミ

【初出一覧】

❖第一部

第一章　石田絵美子（二〇一四）「筋ジストロフィー病棟に暮らす患者たちの経験——青年期の患者たちとスタッフの「かかわり」の経験に注目して」『日本保健医療社会学会』二五（一）、三〇–四〇

第二章　Ishida, E. (2014). The eating experiences of patients hospitalized in a muscular dystrophy ward in Japan: A phenomenological study. *International Journal of Nursing and Midwifery*, *6*(1), 1–9.

第三章　石田絵美子（二〇一三）「筋ジストロフィー病棟で暮らす患者たちの経験——臥床して暮らすAさんの能動性に注目して」『現代思想』四一（一一）、九八–一一〇

❖第二部

第四章　石田絵美子（二〇一二）「筋ジストロフィー病棟に暮らす成人患者たちの生活経験——時間にかかわる経験の現象学的記述」『日本難病看護学会誌』一六（三）、一五五–一六五

第五章　石田絵美子（二〇一一）「患者を一人の人として理解する——Eさんの生活経験の現象学的記述より」『看護研究』四四（一）、四一–四八

❖第三部

第六章　石田絵美子（二〇一六）「筋ジストロフィー病棟で働く看護師の経験——患者の入院生活を成り立たせている看護師の関わりに注目して」『保健医療社会学論集』二七（一）、九四–一〇四

【文　献】

石田絵美子（二〇一〇）「筋ジストロフィー成人病棟に暮らす人々の療養生活における経験」（大阪大学大学院修士論文）
石田絵美子（二〇一二）「筋ジストロフィー病棟に暮らす成人患者たちの生活経験——時間にかかわる経験の現象学的記述」『日本難病看護学会誌』一六（三）、一五五-一六五
石田絵美子（二〇一三）「筋ジストロフィー病棟で暮らす患者たちの経験——臥床して暮らすAさんの能動性に注目して」『現代思想』四一（一一）、九八-一一〇
石田絵美子（二〇一四a）「筋ジストロフィー病棟に暮らす患者たちの経験——青年期の患者たちとスタッフの「かかわり」の経験に注目して」『日本保健医療社会学会』二五（一）、三〇-四〇
石田絵美子（二〇一四b）「筋ジストロフィ病棟で臥床して暮らす患者たちの世界経験」（大阪大学大学院博士論文）
伊藤佳世子（二〇〇八）「筋ジストロフィー患者の医療的世界」『現代思想』三六（三）、一五六-一七〇
伊藤佳世子（二〇一〇）「長期療養病棟の課題——筋ジストロフィー病棟について」『コア・エシックス』六、二五-三六
奥村知子・高岸由香・稲垣由子・中村　肇（一九九七）「療養所における Duchenne 型筋ジストロフィー症患児の抑うつに関する検討」『小児保健研究』五六（五）、六七四-六七七
川井　充他（二〇〇五）「介入効果判定のための筋ジストロフィーＱＯＬ評価尺度 MDQoL-60 の開発」『平成一四-一六年度厚生労働省精神・神経疾患研究委託費筋ジストロフィーの治療と医学的管理に関する臨床研究』、一八五-一九〇
菊池麻由美（二〇一〇）「筋ジストロフィー病棟の歴史的変遷——筋ジストロフィー病棟での療養をめぐる

研究の方向を探る」『東京慈恵会医科大学雑誌』一二五（五）、一四三-一五二

菊池麻由美（二〇一二）「筋ジストロフィー病棟看護師の臨床状況に対する構えの構造」（東京女子医科大学大学院　看護学研究科博士後期課程学位論文）

木田　元（二〇〇八）『現象学』岩波書店

桐生明希子・星野彩奈美・篠崎佳菜・小池仁美・横山江利子（二〇一〇）「個人の生活の質評価法（SEIQoL-DW）を利用した看護によるＱＯＬの変化について」『筋ジストロフィーの集学的治療と均てん化に関する研究、平成二二年度班会議抄録集』、一〇八

桑原武夫・樫出直木・青山良子（一九八九）「筋ジストロフィー症児の心理特性――バウムテストにおける検討」『筋ジストロフィー症の療護に関する臨床的および心理学的研究』（昭和六三年度研究報告書）、二七〇-二七二

厚生省神経疾患委託研究進行性筋ジストロフィー症療護研究班看護研究部会（編）（一九八四）『進行性筋ジストロフィー症看護基準 第二版』徳島出版

小長谷正明・井上由美子・藤田家次・久留　聡・酒井素子（二〇〇六）「Duchenne 型筋ジストロフィーの主観的ＱＯＬの変化――一九九二年と二〇〇四年の比較」『医療』六〇（一二）、七四三-七四九

小村三千代（二〇一一）「沈黙の底に潜む看護師と患者の相互作用――筋ジストロフィー病棟におけるエスノグラフィー」『日本看護科学会誌』三一（三）、三-一一

菅原みつ子（一九九三）「看護一般」あゆみ編集委員会（編）『国立療養所における重心・筋ジス病棟のあゆみ』第一法規、一八二-一八六頁

鈴木健一（一九九五）「Duchenne 型進行性筋ジストロフィー症患者の心理的側面に関する一考察――病と死の意識に関して」『児童青年精神医学とその近接領域』三六（四）、二七一-二八四

辻野達也（二〇〇五）「進行性筋ジストロフィー症患者の実存的葛藤とその援助の可能性に関する一考察」

『心理臨床学研究』二三（三）、二九四－三〇四
西村ユミ（二〇〇三）「看護経験のアクチュアリティを探求する対話式インタビュー」『看護研究』三六（五）、三八五－三九七
西村ユミ（二〇〇一）『語りかける身体――看護ケアの現象学』ゆみる出版
西村ユミ（二〇一二a）「現象学的研究の多様性と普遍性について」『日本看護研究学会雑誌』三五（一）、三七－三九
西村ユミ（二〇一二b）「時間経験と看護実践の編成――新人看護師の実践に注目して」『メルロ＝ポンティ研究』一六、二七－四〇
西村ユミ（二〇一二c）「「音」の経験と看護実践の編成」『現象学年報』二八、一－一一
西村ユミ・前田泰樹（二〇一一）「「痛み」の理解はいかに実践されるか――急性期看護場面の現象学的記述」『看護研究』四四（一）、六三－七五
西村ユミ・前田泰樹（二〇一二）「時間経験と協働実践の編成――急性期病棟の看護に注目して」『看護研究』四五（四）、三八八－三九九
埜中征哉（二〇〇五）「パソコン通信を通しての社会的自立――筋ジストロフィーの人達とのふれあい」『小児看護』二八（九）、一二一一－一二一四
福永秀敏（一九九六）「在宅筋ジストロフィー患者と国療筋ジストロフィー病棟」厚生省精神・神経疾患研究委託費筋ジストロフィーの療養と看護に関する臨床的、社会学的研究班在宅療養・看護分科会（編）『在宅患者さんや介護する人々のための筋ジストロフィー在宅療養の手引き 改訂版』、一七三－一七六頁
松葉祥一・西村ユミ（二〇一四）『現象学的看護研究――理論と分析の実際』医学書院
三吉野産治・守田和正・吉良陽子（一九八五）「進行性筋ジストロフィー患者に16Personality Factor Questionnaire を実施して」『筋ジストロフィー症の療護に関する臨床および心理学的研究』（昭和五九年

度研究報告書)、一四八－一四九
メルロ=ポンティ、M／竹内芳郎・小木貞孝（訳）（一九六七）『知覚の現象学 一』みすず書房
メルロ=ポンティ、M／竹内芳郎・木田　元・宮本忠雄（訳）（一九七四）『知覚の現象学 二』みすず書房
山田富也（二〇〇五）『筋ジス患者の証言「生きるたたかいを放棄しなかった人びと」――逝きし者の想影』明石書店
山本真莉・井村　修・藤村晴俊（二〇〇八）「成人のデュシェンヌ型筋ジストロフィー患者の心理的課題と援助方法」（筋ジストロフィーの療養と自立支援のシステム構築に関する研究 平成一七年－一九年度総括研究報告書)、二二九－二三三
鷲田清一（二〇〇八）「日常の藪の中で」鷲田清一『現象学の視線――分散する理性』講談社、一九－八九頁
鷲田清一（二〇一二）『メルロ=ポンティ――可逆性』講談社
Bach, J. R., Campagnolo, D. I., & Hoeman, S. (1991). Life satisfaction of individuals with Duchenne Muscular Dystrophy using long-term mechanical ventilation support. *American Journal of Physical Medicine & Rehabilitation, 70*(3), 129–135.
Boström, K., & Ahlström, G. (2004). Living with a chronic deteriorating disease: The trajectory with muscular dystrophy over ten years. *Disability and Rehabilitation, 26*(23), 1388–1398.
Gibson, B. E., Young, N. L., Upshur, R. E. G., & McKeever, P. (2007). Men on the margin: A Bourdieusian examination of living into adulthood with muscular dystrophy. *Social Science & Medicine, 65*(3), 505–517.
Gibson, B. E., Zitzelsberger, H., & Mckeever, P. (2009). 'Futureless persons': Shifting life expectancies and the vicissitudes of progressive illness. *Sociology of Health & Illness, 31*(4), 554–568.
Ishida, E.(2014). The eating experiences of patients hospitalized in a muscular dystrophy ward in Japan:

A phenomenological study. *International Journal of Nursing and Midwifery, 6*(1), 1–9.

Nätterlund, B., Sjoden, P. O., & Ahlström, G. (2001). The illness experience of adult persons with muscular dystrophy. *Disability and Rehabilitation, 23*(17), 788–798.

Parsons, E. L., Clarke, A. J., Bradley, D. M. (2004). Developmental progress in Duchenne muscular dystrophy: Lessons for earlier detection. *European Journal of Paediatric Neurology, 8*(3), 145–153.

Parsons, E. L., Clarke, A. J., Hood, K., Lycett, E., & Bradley, D. M. (2002). Newborn screening for Duchenne muscular dystrophy: A psychosocial study. *Archives of Disease in Childhood-Fetal and Neonatal Edition, 86*(2), 91–95.

Plumridge G., Metcalfe A., Coad J., & Gill, P. (2010). Family communication about genetic risk information: Particular issues for Duchenne muscular dystrophy. *American Journal of Medical Genetics, 152A*(5), 1225–1232.

【参考ウェブサイト】

「筋ジストロフィーの正しい理解のために」〈http://www2b.biglobe.ne.jp/kondo/dmd/text.htm（最終アクセス日：二〇一七年一〇月一三日）〉

人名索引

A-Z

Ahlström, G.　v

Bach, J. R.　v
Boström, K.　v

Gibson, B. E.　v

Ishida, E.　127, 183

Parsons, E. L.　179
Plumridge, G.　179

あ行

伊藤佳世子　i, 108, 159

石田絵美子　189-194

奥村知子　v

か行

川井 充　iv
菊池麻由美　123
木田 元　ix
桐生明希子　v

桑原武夫　164

小長谷正明　v
小村三千代　123

さ行

菅原みつ子　iv
鈴木健一　v, 164

た行

辻野達也　v, 164

な行

西村ユミ　vii, xi, xiii

は行

フィンク, E.　192
福永秀敏　i
フッサール, E.　vi, 192

ま行

前田泰樹　xiii
松葉祥一　xiii

三吉野産治　164

メルロ=ポンティ, M　vii–ix, xiii, 160, 164, 165, 169, 170, 174, 178, 192

や行

山田富也　108
山本真莉　v

わ行

鷲田清一　vi, 159, 160

事項索引

あ行

新たな看護ケア　138

生きがいと希望　128, 129
遺伝性疾患　189
居場所　108
胃瘻　47
インタビュー　xiii

受け継ぐ　191

おいしい　52, 53, 167-170
驚き　192

か行

介助　10, 162
――の説明　12
限られた人生　91
看護師　20, 133
――とのフェアな関係　20
患者たちの本音　140

気管切開　134
吸引　72
共同実践　164
筋ジストロフィー　i
筋ジストロフィー病棟　i, 185, 189, 194
――の特徴　9

工夫　15

ゲーム　155-157, 183
現象学　vi, 192
――的研究におけるフィールドワーク　xi
現象的身体　ix, 160

さ行

作業室　95
作業療法　23-28, 31
作業療法士（OT）　10
察し合い　180, 191
察して手伝う　148
さみしい思い　89
さりげなく伝える　133

自己防衛　74
施設での生活慣れ　88
児童指導員　11
自分の意志　41, 173, 174
自分のペースでできる　95
自由　174
習慣　23, 132-134, 180, 181, 191
受動的なかかわり　141
障害者自立支援法　xi, 194
小児病棟　x, xi, 3
食事　43
――介助　46
進化　i, 194
信仰　105
身体　ix, 164
身体論　viii
診断　151-153

成人病棟　x, xi, 77, 79, 81
生の地平　165, 166, 191
全体で一つ　62
全面介助　97

喪失の連鎖　i, 189

た行

体位交換　67, 123, 139
他者　165, 166
他方で　191
単独外出　94

注入　50
適応　71
できない状態を知る　32
デュシェンヌ型筋ジストロフィー　iii, xi
電動車いす　90

当事者性　viii

な行

仲間　114, 132, 189, 202
――を見送る　132, 180
なじみの仕方　164, 191

入院期間　84, 85
日常　ii, 159, 190

寝たきり　65, 66, 176

能動的かかわり　141

は行

非侵襲的人工呼吸器　ii
病棟仲間　116
――との死別の経験　116
病棟の一員　74

フィールド調査　xii

ら行

理解　162, 163
理学療法士（PT）　10
離床　138
了解　xiii
療養介護病棟　194

著者紹介

石田絵美子（いしだ えみこ）

一般企業勤務を経て聖路加看護大学（現・聖路加国際大学）に学士編入。同大卒業後、総合病院の精神科病棟と国立病院機構の外来（呼吸器、小児神経内科）で看護師として勤務。2014年大阪大学大学院医学系研究科保健学専攻博士後期課程単位取得退学。博士（保健学）。現在、神戸市看護大学精神看護学助教。

主な論文に、「筋ジストロフィー病棟で暮らす患者たちの経験――「かかわり」の経験に注目して」（日本保健医療社会学論集, *25*(1), 2014年）、「筋ジストロフィー病棟で暮らす患者たちの経験――臥床して暮らすAさんの能動性に着目して」（現代思想, *41*(11), 2013年）、「患者を1人の人として理解する――Eさんの生活経験の現象学的記述より」（看護研究, *44*(1), 2011年）、「筋ジストロフィー病棟に見舞いに来る母親たちの経験」（日本難病看護学会誌, *23*(2), 2018年）など。

「進化」する身体

筋ジストロフィー病棟における語りの現象学

2019年2月28日　初版第1刷発行　定価はカヴァーに表示してあります

著　者　石田絵美子

発行者　中西　良

発行所　株式会社ナカニシヤ出版

〒606-8161　京都市左京区一乗寺木ノ本町15番地

Telephone　075-723-0111

Facsimile　075-723-0095

Website　http://www.nakanishiya.co.jp/

Email　iihon-ippai@nakanishiya.co.jp

郵便振替　01030-0-13128

印刷・製本＝創栄図書印刷／装本＝白沢　正

Copyright Ⓒ 2019 by E. Ishida

Printed in Japan.

ISBN978-4-7795-1362-6

本書のコピー，スキャン，デジタル化等の無断複製は著作権法上の例外を除き禁じられています。本書を代行業者等の第三者に依頼してスキャンやデジタル化することはたとえ個人や家庭内での利用であっても著作権法上認められていません。